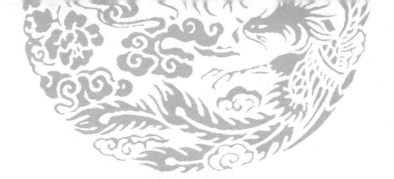

健康有方

动静相宜促健康

主　编　杨晓光　赵春媛

编　委　（以姓氏笔画为序）

于永明　方　波　朱天宇

杨　杨　杨　森　时培育

赵春芳　窦凤芹

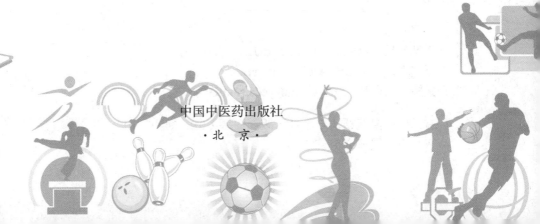

中国中医药出版社

·北京·

图书在版编目（CIP）数据

健康有方：动静相宜促健康 / 杨晓光，赵春媛主编 . —北京：中国中医药出版社，2018.9

ISBN 978-7-5132-4858-7

Ⅰ . ①健⋯ Ⅱ . ①杨⋯ ②赵⋯ Ⅲ . ①保健—基本知识 Ⅳ . ① R161

中国版本图书馆 CIP 数据核字（2018）第 065455 号

中国中医药出版社出版

北京市朝阳区北三环东路 28 号易亨大厦 16 层

邮政编码　100013

传真　010-64405750

山东德州新华印务有限责任公司印刷

各地新华书店经销

开本 710×1000　1/16　印张 13.25　字数 197 千字

2018 年 9 月第 1 版　2018 年 9 月第 1 次印刷

书号　ISBN 978 – 7 – 5132 – 4858 – 7

定价　48.00 元

网址　www.cptcm.com

社 长 热 线　010-64405720
购 书 热 线　010-89535836
维 权 打 假　010-64405753

微信服务号　zgzyycbs
微商城网址　https://kdt.im/LIdUGr
官 方 微 博　http://e.weibo.com/cptcm
天猫旗舰店网址　https://zgzyycbs.tmall.com

前言 Preface

　　人类的一切行为无不关乎自身的健康。除了饮食的合理，还有赖于动静的相宜。如果说，体育锻炼是肢体的运动，那么，性爱就是灵与肉的互动，而睡眠则是身心得以休息的不二保障。想要拥有健美的机体、饱满的精神，这三者如果某项或缺，都会给生命造成缺憾。

　　因此，本书针对日常生活中人们对上述三个方面的关注，全面系统、深入浅出地介绍了相关的知识，希望通过这份独特的营养，使人们有所收益，让生命之火更旺，让生命之树常青。

编者

2018 年 1 月

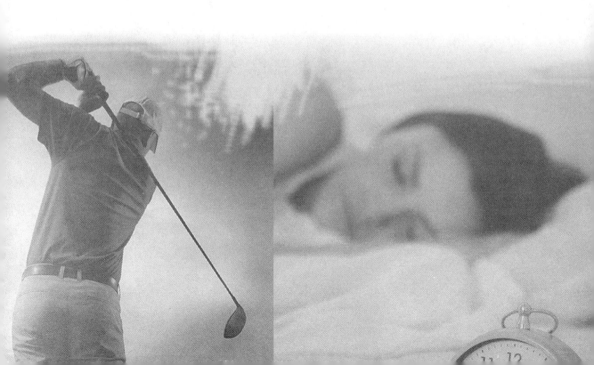

目 录 CONTENTS

睡眠与健康

运动与健康

性爱与健康

睡眠

与健康

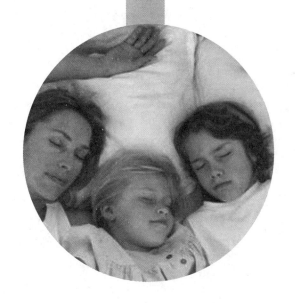

每天需要多少睡眠

人体每日正常的睡眠时间为 5 ~ 10 个小时，成年人平均每晚睡 7.5 小时。大多数人在多数时间里，睡眠质量达不到自身的实际需要。

根据专家所言，如果未得到充分的休息，就欠了睡眠债。由于人体生物钟及外界环境的刺激作用，可能不会察觉到严重的缺乏睡眠，但睡眠债欠得太多，即使是在潜伏着危险的情况下人们仍能昏昏入睡。

为更多地了解需要多少睡眠，坚持 1 ~ 2 周的简单睡眠记录（每天实际的睡眠时间）会很有帮助。通过回顾睡眠记录，就会知道是否缺乏睡眠。

人一生的睡眠规律

婴儿阶段 从刚出生到满周岁的婴儿需要睡眠的时间最多，大概每天要睡 16 个小时。

1 ~ 4 岁 这个年龄段的幼儿夜里要睡 12 个小时，在白天最多还需要小睡 3 个小时。

5 ~ 12 岁 睡 10 ~ 12 个小时是必要的，中午要尽可能地小憩一会儿。

12 ~ 20 岁的青少年 这个年龄段常习惯于每天 8 小时的睡眠。

20 ~ 30 岁的年轻人 8 个小时睡眠足够了，下午小睡一会儿（半小时到一小时）对身体有益。

30 ~ 60 岁的成年人 男性需要 6.5 个小时的睡眠时间，女性需要的时间多一些（7.5 个小时），原因是更年期使睡眠的节奏有所改变。

60 岁以上的老年人 晚上睡觉的时间变得越来越短，5.5 个小时就足够了，但老年人更需要经常睡午觉。

每天睡 6 ~ 7 小时能延长寿命

美国研究人员在对 100 多万人观察后得出结论：那些每天睡 8 小时或更长时间的人，以及那些每天只睡 4 个小时或不足 4 小时的人，他们的寿命都会缩短。而每晚睡 6 ~ 7 小时最有助于延长人的寿命。

研究显示，长时间睡眠和高死亡率之间有明显联系。

研究报告指出，平均每天睡 6 个半小时的人可以放心，他们的睡眠是足够的。从健康的角度讲，没有必要睡更多时间。

英国一项研究也指出，那些说多睡有好处的人实际上是被误导了。一个人睡眠是否足够，主要看他白天能否保持清醒。

研究还发现，阶段性的失眠同高死亡率没有联系。而服催眠药则会导致早逝。

睡眠充足，免疫力高

现代医学认为，人在睡眠时，机体的一切生命活动就减慢，处于休息、恢复和重新积累能量的姿态。老年人一方面由于组织、器官的衰老和机能的退化，其免疫力会处于较低水平，抵抗疾病能力下降。另一方面，其大脑中协调昼夜变化关系的松果体萎缩，睡眠节律发生紊乱，难以有充足的睡眠，一旦机体得不到充分休息，将会影响免疫机能。如免疫能力不断衰减，则易于感染疾病。

睡眠充足有助于提高机体免疫力，这就要求老年人应注意调整自己的身心，克服睡眠问题上的心理障碍，确保每天都保证充足的睡眠时间。患有严重失眠症者可寻求医生的帮助，通过某些药物以促进睡眠，也是提高睡眠质量、增加睡眠时间的一种有效措施。

何时入睡最好

科学家发现，睡眠的好坏不是取决于睡眠的长短，而是取决于睡眠的质量。那么，何时入睡才能取得较好的睡眠质量呢？答案是：晚上9：00～11：00，中午12：00～1：30，凌晨2：00～3：30。究其原因，与睡眠的两种不同的时相状态有关，即与快波睡眠和慢波睡眠的关系密切。人在入睡后，首先进入的是慢波睡眠，持续时间一般在8～120分钟；然后进入快波睡眠，维持时间在20～30分钟；此后又回到慢波睡眠中。整个睡眠中如此反复转化4～5次。越接近觉醒，慢波睡眠越相对缩短，快波睡眠则越相对延长。人可以从慢波睡眠或快波睡眠中直接醒来，却不能从觉醒状态直接跳到快波睡眠入睡。

因此，要使机体很快地进入慢波睡眠，就应该尽量避开人体昼夜生理上的三个兴奋期：早上9：00～10：00，晚上7：00～8：00，深夜11：30～12：30。此时，人体精力充沛、反应敏捷、思维活跃、情绪激昂，是不利于机体转入慢波睡眠的。相反，晚上9：00～11：00，中午12：00～1：30，凌晨2：00～3：30，人体精力下降、反应迟缓、思维减慢、情绪低下，利于人体转入慢波睡眠，进入甜美的梦乡。

晚 11 点前睡觉防皱纹

美国最新研究指出，睡眠不但能消除疲劳，还能延缓皱纹生成，让皮肤充分吸收保养品。尽可能在晚 11 点以前睡觉，早上 7 点左右起床，让保养品在这 7 小时充分滋润皮肤，起床后自然容光焕发。

晚上 10 点至凌晨 2 点，是细胞新陈代谢最活泼、也是身体机能重要的修复时段，作息正常，皮肤的再生能力好，使用高浓度活性成分的保养品才有加分效果。反之，熬夜疲累，就算在皮肤上擦再多再贵的保养品，吸收效果也不佳。

分段睡眠更利于补充精力

人的睡眠是有节律的，深睡眠和浅睡眠交替反复进行，直到清醒。睡眠的前半段多为深睡眠，后半段多为浅睡眠。人在长时间睡眠的情况下，深睡眠并不增加，只是延长了浅睡眠的时间。很快能进入深睡眠的人，即使浅睡眠的时间相对少一些，也不会影响精神状态。相反，只是延长了浅睡眠的时间，睡眠质量并未改善，起来后依然感觉"不尽如人意"。

对此有人提出这样的设想，既然开始的睡眠比较深沉，那么，为什么不将一天的睡眠分为多次进行呢？实际上，在欧美的一些国家，有些人参照画家达·芬奇的方法，习惯一天睡三次，午饭后小憩一会儿、晚饭后打盹儿片刻和正式睡眠。很多人都有这样的经历，当感觉特别累时，便想睡一会儿，一旦抽时间打个盹儿，精力马上得到恢复，即使晚上少睡两个小时也不感觉困。人在一天中由于思维、感觉、反应而消耗的脑细胞中存储的关键能量，只有通过酣畅的熟睡才能得到充分补充。

科学家强调，人们以睡眠时间长短来区分不同的人的睡眠情况，但无论少眠或多眠，都或多或少受到遗传的影响，而且并非一成不变。人们大可不必过分计较睡了多长时间，每天保持有规律的起居，注意保持适合自己的睡眠模式，才是维持健康的根本所在。

睡够 8 小时才能有效健身

由于运动中损耗了大量的糖原，肌纤维也受到轻微破坏，身体补充糖原和修复损伤更多是在睡眠时完成，因此，健身者要保证每天 8 小时以上的睡眠时间，才可以获得超量恢复效果。

睡眠不够还会影响情绪，使人变得烦躁、缺乏耐心和坚持性，克服困难的意志减退，这些不良心态往往限制了运动状态的正常发挥，使健身者体验到挫折、无奈、焦虑和气馁，影响锻炼效果和健身习惯的养成。而运动心理学的研究表明，学习完新技能后进行适度的睡眠，还能促进大脑记忆的加深，巩固所学的技能。

当然，如果睡觉过多会走向另一个极端。首先，肌肉的酸痛通过睡觉不能消除；其次，睡眠过多使人头昏脑涨，感觉更疲劳。有研究表明，睡眠超过 9 小时，跟少于 6 小时的效果一样，对人都有害。

睡眠可防癌

发生癌变的细胞是在分裂中产生的，而细胞分裂多半是在人的睡眠中进行的。一旦睡眠规律发生紊乱，机体则很难控制其癌变，以致在外部环境因素的作用下出现癌性突变。澳大利亚科学家提醒人们："不可过多沉湎于夜生活、夜工作，要调节休息睡眠，积极治疗失眠，这是防癌的首要因素。"

睡眠可表现为慢波睡眠和快波睡眠。在慢波睡眠时，生长激素增加分泌，促进身体增长和代谢，使体力得到恢复，故称之为"身体的睡眠"；在快波睡眠时，脑血流量增多，脑耗氧量增大，使脑力得以恢复，故称之为"脑的睡眠"。

人在睡眠时，生理功能会减退，并产生大量抗体，增强人的抗病能力。

睡得香才能记得牢

美国科学家发现，良好的睡眠有助于增强记忆力。美国芝加哥大学的心理学家让 24 名学生志愿者听一段合成效果较差的录音，要求志愿者们靠着对那些声音的记忆来总结归纳单词。随后，他们被分为两组，一组睡一段时间，另一组则保持清醒状态。12 小时后，再进行同样的实验。结果，没有睡觉的人，其辨认单词的准确率下降到 10%；而睡过觉的人，其辨认单词的准确率未发生改变。更为重要的是，那些准确率下降的志愿者，在睡过觉后再进行测试，准确率又恢复到了原来的水平。有关专家解释说，睡眠可以恢复那些自行淡化的记忆，还有那些与概括总结有关的记忆能力，也可通过良好的睡眠来增强。

闻花香入眠，增强记忆力

德国神经学家研究显示，闻着玫瑰花香入睡，有助于增强记忆力。

研究人员招募了 74 名志愿者，让他们玩一个电脑记忆游戏，记住两张相同卡片在屏幕上的各自位置，然后再让他们戴上面具，吸入一股玫瑰花香。半小时后，研究人员将志愿者送入房间睡觉，并不断向房间中散播玫瑰香气，同时观察他们睡眠时的大脑活动卡片状况。

志愿者醒来后，回忆之前记忆的卡片位置，准确率达到 97%。第二次在没有花香相伴入睡的情况下，准确率只有 86%。

睡前不能吃的五种食物

人们夜里能否睡得好，与晚上吃了什么关系密切。那么，究竟晚上吃什么有利于睡眠，而哪些食物会让人夜不能寐呢？

咖啡因　含咖啡因食物会刺激神经系统，还具有一定的利尿作用，是导致失眠的常见原因。

辛辣食物　晚餐吃辛辣食物也是影响睡眠的重要原因。辣椒、大蒜、洋葱等会造成胃中的灼烧感和消化不良，进而影响睡眠。

油腻食物　油腻的食物吃了后会加重肠、胃、肝、胆和胰的工作负担，刺激神经中枢，让它一直处于工作状态，也会导致失眠。

有饱腹作用的食物　有些食物在消化过程中会产生较多的气体，从而产生腹胀感，妨碍正常睡眠，如豆类、大白菜、洋葱、玉米、香蕉等。

酒类　睡前饮酒曾经被很多人认为可以促进睡眠，但最近的研究证明，它虽然可让人很快入睡，但是却让睡眠状况一直停留在浅睡期，很难进入深睡期。所以，饮酒的人即使睡的时间很长，醒来后仍会有疲乏的感觉。

饭后 3 小时睡觉缓解胃灼热

日本研究人员发现，胃灼热和胸痛源于胃食管反流病，而晚饭和睡觉时间间隔越短，患胃食管反流病的危险就越高。如果睡觉时经常感觉胃灼热、胸痛，那就应该在晚饭后 3 个小时再上床睡觉。

服药后不应立即睡觉

因为吃药时喝的水量少，吃完药马上睡觉，往往会使药物黏在食道上来不及进入胃中。有些药物的腐蚀性较强，在食道溶解后，会腐蚀食道黏膜，导致食道的溃疡，情况较轻微的只是吞咽时感到疼痛，严重者可能伤及血管而引起出血。因此，吃完药不要立即睡觉，先适当地活动一会儿，让药物彻底下到胃里再平卧，这样就能避免食道黏膜受损伤。

睡前洗头易患头痛

专家认为，睡前洗澡洗头是好习惯，但头发不完全擦干就入睡，会引起头痛。专家解释，人在晚上最疲劳，此时也是人体一天中抵抗力最弱的时候。晚上洗头发如没擦干，大量水分滞留于头皮表面，长时间有寒湿残留水凝结头部，会导致头部经络阻闭，这是造成慢性头痛的重要原因之一。

提高睡眠质量十六法

1. 早上在晨光中散步，会缩短睡眠周期，使晚上上床之后容易入睡。因为阳光的照射会使大脑里的松果体早一点分泌褪黑激素，强烈的人造光也有同样的效果。

2. 锻炼能缩短睡眠周期。如果是一个夜间型的人，思维通常在午夜以后变得活跃。然而，当骑了一整天的自行车后，睡眠周期会缩短，夜间早点上床睡觉，一定睡得很香，第二天起得也很早。

3. 在夜里适当升高体温，会有利于睡眠。进行至少 15 分钟的桑拿浴或热水浴，都可达到这种效果。

4. 白天睡觉不宜超过一小时，也不宜在下午四点钟以后睡觉，否则到了晚上不会感到困倦。

5. 晚上少喝水，饮水过多会使整个夜晚上厕所次数增加，从而影响睡眠。

6. 晚上上床前 1 ~ 2 个小时吃一点点心、面食、米饭等碳水化合物会刺激胰岛素的释放，促进一种叫色氨酸的氨基酸进入大脑，它将被转化成褪黑激素，能使人安然入睡。

7. 在上床一小时之前，停止强脑力活动，可看一些简易读物或喜剧电视片，使大脑轻松一下。也可以考虑处理一些琐碎的家庭杂务等，然后洗漱上床。

8. 在医生的指导下，补充镁、钙、复合维生素 B 等，可使睡眠更好此。

9. 只有困了才睡觉。床只用来睡觉，不要在床上看电视、吃东西、看书或玩耍。

10. 如果上床 15 分钟后仍不能入睡，索性下床。不要躺在那里翻来覆去。待在床上，只会让床和失眠联系起来。可读一些轻松的书。

11. 把钟拿到看不到的地方。它只会增加烦恼，使你不断地盯着它的走动。

12. 安装一个隔音的窗户挂一个厚厚的窗帘，保证卧室是完全隔音的。如果无法做到这一点，可以戴上耳塞以减少噪音。

13. 如果早上阳光能进入卧室，睡觉时可考虑戴上眼罩。通常早上醒得早，是因为阳光透过窗户引起的，使最深层次的睡眠受到了影响。

14. 除非有要紧的事，晚上最好关掉电话，早上再打开。以免在午夜或清晨被意外的电话滋扰。

15. 尝试一下放松的办法，有很多种可供选择，如肌肉放松法、功能反馈疗法、瑜伽功等。

16. 每天早晨在同一时间起床，以便形成固定的睡眠规律。

七种不利健康的睡眠习惯

饭后立即睡觉　吃完饭后，大量食物在胃里，人体就会增加胃、肠的血流量，而身体里的血量却是相对固定的，所以大脑的供血量就会减少，血压也随之下降，如在这时睡觉，很容易因脑供血不足而发生中风。所以吃完饭后应先活动活动再睡觉，以免中风的发生。

嗜睡　有的老年人，睡眠时间超过 10 个小时，其实，老人睡得多并不一定是好事。嗜睡与老人的血管硬化有关，睡眠很多的老人，比睡眠少的同龄人，心脏病突发率高出一倍，脑卒中更多达 4 倍。因为人在睡眠状态下，心率较慢，血液流动速度减缓，容易出现血栓。

醒后马上起床　刚刚睡醒觉得心跳比较慢，全身的供血量也比较少，心脑血管就会相对收缩。如果马上起床，使得心脑血管迅速扩张，大脑兴奋性也加强，这样很容易出现脑出血。所以，醒后应在床上养神三五分钟再起床。老人及有心脑血管疾病的人更应注意这点。

睡"回笼觉"　若晨练回到家又继续睡觉，既影响晨练效果，也不利于保健。睡"回笼觉"对心肺功能恢复不利。由于晨练以后心跳加速，精神亢奋，很难入眠，而且，肌肉因晨练而产生的代谢物如乳酸等不易清除，睡"回笼觉"反而使人感到精神恍惚、四肢松弛无力。

睡眠储存　人体不能储存睡眠，为了熬夜而先多睡几个小时，对人体是没有多大帮助的。其实，人体只需要一定质量的睡眠，多睡不但睡不着，对健康也无益。

预支睡眠　有的人痴迷麻将，甚至通宵达旦地玩。尽管第二天他们再补觉，但由于生物钟紊乱引起的不良后果是无法避免的，白天困倦、精力难以集中，晚上失眠，无法入睡。

坐着睡　有些人吃饱饭往沙发上一坐，打开电视沏壶茶，看着电视就睡着了，这就使第二大隐患出现了。因为坐着睡可以使心率减慢、血管扩张，流到各脏器的血液也就少了。再加上胃部消化需要血液供应，从而加重了脑缺氧，导致头晕、耳鸣的出现。有人说中午就歇一会儿，找个地方一趴就得了。事儿是省了，可身体却会提出抗议，尤其是老年人，心肌功能较差，就更应该注意别坐着睡觉。

睡觉别戴这六种东西

戴表睡觉 有的人喜欢戴着手表睡觉，这不仅会缩短手表的使用寿命，更不利于健康。因为手表特别是夜光表有镭辐射，量虽极微，但专家认为，长时间的积累可导致不良后果。

戴假牙睡觉 一些人习惯戴着假牙睡觉，往往睡梦中不慎将假牙吞入食道，假牙的铁钩可能会刺破食道旁的主动脉，引起大出血甚至危及生命。因此，戴假牙的人临睡前最好取下假牙清洗干净，既有利于口腔卫生，又可安全入眠。

戴乳罩睡觉 美国夏威夷研究所通过调查 5000 多位女性发现，每天戴乳罩超过 12 小时的女人，罹患乳腺癌的可能性比短时间戴或根本不戴的人高出 20 倍以上。

带机睡觉 有的人为了通话方便，晚上睡觉时将手机放在头边。美国专家指出，各种电子设备，如彩电、冰箱、手机等在使用和操作过程中，都有大量不同波长和频率的电磁波释放出来，形成一种电子雾，影响人的神经系统和生理功能，虽然释放量极微，但不可不防。

带妆睡觉 须知，带着残妆艳容睡觉，会堵塞肌肤毛孔，造成汗液分泌障碍，妨碍细胞呼吸，长时间下去还会诱发粉刺、损伤容颜。

戴隐形眼镜睡觉 人的角膜所需的氧气主要来源于空气，而空气中的氧气只有溶解在泪液中才能被角膜吸收利用。白天睁着眼，氧气供应充足，眨眼动作对隐形眼镜与角膜之间的泪液有一种排吸作用，能促使泪液循环。但到了夜间，因睡眠时闭眼隔绝了空气，使眼角膜缺氧加重。如果长期让眼睛处于这种状态，轻者会代偿性使角膜周边产生新生血管，严重则会发生角膜水肿、上皮细胞受损。若再遇细菌便会引起炎症，甚至形成溃疡。所以，专家们提醒，隐形眼镜的质量再高，夜间不使用时，也应及时取下。

睡眠张口呼吸有害健康

睡眠时张口呼吸对健康不利。随着呼吸运动，环境中的干燥空气反复进出口腔，使黏膜长时间受到干冷空气的刺激，造成黏膜干燥，痰和分泌物干粘，黏膜充血发炎，醒后非常不舒适。有些严重者，由于舌根下坠，使上呼吸道呼吸的阻力增加，造成憋气或暂停呼吸，减少睡眠时间，深睡不足。如果由此而引起血氧不足，还可出现心、肺、脑等一系列的并发症状。

不要头枕着手睡觉

临床研究表明，睡觉时头枕着手，由于肌肉的牵拉，横膈膜产生移位，使腹压增高。特别是睡前进食过饱者、老年人，以及妊娠后期的妇女，这种现象更为明显。长时间双手伸过头睡眠，会造成对"反流防止机构"的刺激，一旦这种机构的功能削弱或破坏，就会引起食物连同消化液反流入食管，导致食管黏膜充血、水肿、糜烂、溃疡，造成反流性食管炎。头枕着手睡觉，还会使肋间外肌、膈肌、腹壁肌和胸廓的前后肌不能自然回拉与舒张，也影响肺部的自然呼吸，易造成胸闷、疲劳。

开灯睡眠癖需纠正

开灯睡眠癖是一种不良嗜好，其病理实质是对黑暗的恐怖。纠正开灯睡眠癖可采用认知领悟疗法、系统脱敏法治疗。认知领悟疗法是指对患者进行辩证唯物主义和无神论的教育，说明鬼怪在人世间并不存在，对鬼怪的惧怕而产生的对黑暗的惧怕是幼稚情绪的反映。在认知领悟疗法未能消除病症的情况下，再采取系统脱敏疗法进行治疗。方法是：在一窗户封闭的室内，先由数人与你一起谈话，然后改由数人一起关灯静坐，再到两人一起关灯睡眠，再到一个人关灯静坐，最后就是一个人关灯睡眠。

开灯睡觉，可能诱发性早熟

光照过度是诱发儿童性早熟的重要原因之一，因为光线会影响大脑中的内分泌器官松果体的正常工作。松果体的功能之一就是在夜间当人体进入睡眠状态时，分泌大量的褪黑素，这种激素在深夜十一时至次日凌晨分泌最旺盛，天亮之后有光源便停止分泌。松果体有个特点，只要眼球一见到光源，褪黑素就会被抑制或停止分泌。儿童若受过多的光线照射，会减少松果体褪黑激素的分泌，引起睡眠紊乱后就可能导致促卵泡激素提前分泌，从而导致性早熟。

儿童性早熟发生率正逐年增多，但真正因疾病导致性早熟的不足一成，90%的孩子发生性早熟是受外部因素影响，其中过度的灯光刺激应引起重视。尤其是孩子夜间睡觉时，如果没有特殊情况，最好不要开灯，且尽可能保证充足的睡眠。

不要开着空调睡觉

专家介绍，室内外的温差过大，极易患头痛、感冒、疲惫无力，且能诱发或加重风湿痛、心脏病和胃肠道疾病，妇女还容易出现月经不调、下腹部疼痛等证候。这些都是由于受到较强烈的"热冲击"或"冷冲击"所致。人们把上述症状称为"空调病"。因此，房间内空调温度不宜与外界悬殊太大。另外，如果开空调过夜，很容易引起面部神经麻痹，因此最好不要通宵使用。

睡眠时间要顺应四季变化

中医理论认为，人体的生物钟应当顺应大自然的规律。健康的睡眠不仅有赖于正常的作息规律，而且还要顺应四季变化，适应四季生、长、收、藏的规律。

一般来说，春、夏季节适宜晚睡早起，每天需要睡 5 ~ 7 个小时。秋季适宜早睡早起，每天所需的睡眠时间在 7 ~ 8 个小时。而冬季则适宜早睡晚起，每天需睡 8 ~ 9 个小时。

现代人工作时间相对固定，很难根据四季变化来严格调整作息，但对于工作忙碌的都市人来说，应该尽量让睡眠时间规律化。晚上 9 时至次日凌晨 3 时是人体细胞生长最快的时间，也是人类生长激素分泌的时间，应该保证良好的睡眠，错过了这段睡眠的"黄金时段"，就会影响细胞的新陈代谢，从而加快衰老。

夏天睡眠应避风

盛夏，机体产生的热量高于体外的温度，皮肤和微血管处于弛缓舒张状态。进入睡眠状态后，神经系统的兴奋性刺激信息减弱，机体抵抗力更加虚弱，风邪的入侵便长驱直入。风邪侵入人体，可出现热伤风、面瘫、关节炎、坐骨神经痛、肩周炎、腹痛、腹泻等疾病，可使气管炎、胃病发作或加重，还会使冠心病发作，出现心绞痛、心肌梗死，高血压病人发生中风。

因此，老年人一定要避免风邪侵袭。并须注意：①纳凉须有节有度，切忌在室外露宿；②避免在过堂风口处睡眠，头顶风、脚底风最厉害；③睡眠时用毛巾被盖好腹部；④不可只铺一张凉席睡在水泥地上；⑤使用电风扇不可直对着身体吹；使用空调时，不宜把温度调得太低。

夏季睡眠的禁忌

忌凉水抹席 有人喜在夏季用凉水把凉席、草席、竹床抹湿后睡觉，认为这样凉快些。其实，在这种湿热交汇的环境中很容易生病。天气炎热，人们不停地出汗，睡床不干燥，加上空气湿度大，若再用湿布抹床，更增加了睡床的湿度。人出汗时，毛孔是张开的，霉菌及其他一些细菌易侵袭人体，使人产生疾病。

忌室内浇水降温 水分的蒸发要依赖空气的流通。一般家庭居室面积本来不大，加上受墙壁、家具等障碍，室内的通风条件比室外要差得多。室内空气处于相对静止的状态，流通受阻，水分无法向外散发而滞留在空气中，使室内湿度增大，人们感到更加闷热。室内地面上的细菌和尘埃随着水分飘浮在空气中，造成空气比浇水前更浑浊，对身体十分不利。如有的居室通风条件好，可用湿拖把挤干后擦擦地板，此时应打开门窗，或开开电风扇，以助空气流通。

冬夜睡眠莫弯腿

研究认为，人体在睡眠中血液循环较为缓慢，弯腿睡卧影响躯体的血流畅通，容易造成下肢供血不足，致使双腿体表热量减少，使人越睡越感到寒冷。因此，有弯腿习惯的老年人睡眠质量差、易醒、消除疲劳缓慢，而且常因双脚受寒而伤风感冒、生冻疮，甚至诱发或加剧慢性支气管炎、哮喘、关节炎等病症，不利于老年人身心健康。

睡觉要重视"被窝小气候"

被窝内的温度、湿度、气流被称为"被窝小气候"。医疗气象研究指出，人的睡眠质量（睡眠持续时间及深度）除了与人体健康、居室环境有关外，还与"被窝小气候"是否适宜有关。

人类体温一般为 36.5 ~ 37℃。人的睡眠过程中由于活动减弱，体内产生的热量减少。为此，冷天睡眠需盖上棉被，以确保被窝内有一个适宜的"被窝小气候"，才能睡得舒适。

"被窝小气候"适宜的温度是 32 ~ 34℃，相对湿度是 50% ~ 60%。被窝内温度超过 34℃，机体代谢旺盛，能量消耗量大，汗液排泄量增多，睡醒后感到困倦，甚至头昏脑涨；湿度大于 60%，会使皮肤受到刺激，影响睡眠深度。

控制被窝内温、湿度的主要方法是选择轻重适度的棉被。冬天棉被一般以 3 千克为宜，轻了觉得太冷，太重不仅使被窝内温高湿大，而且压迫胸部，减少肺的呼吸量，降低睡眠质量。在高寒地区或特别寒冷的日子里，可适当选用热水袋、电热毯等调节被窝温度。由于人在睡眠时排汗及空气湿度大等原因，易使棉被返潮，导致被窝内湿度超过 60%，因此被褥需经常晾晒，以保持干燥。

理想的"被窝小气候"还应保持 0.2 米 / 秒左右的气流。所以，睡眠时被子不宜捂得太紧，更不可蒙着头睡觉，当然，也不能四处透风，而应让被子边缘稍露些许，以自我感觉既不燥热又不寒冷为度。

即使睡不好，也不要增加卧床时间

卧床时间与睡眠有效率有关，而睡眠有效率有测量方式为：评估实际睡着的时间 / 卧床时间 ×100%，如卧床 8 小时，只睡 5 小时，睡眠有效性只有 62.5%，年轻人应该可以达到 85% 以上。发现自己睡眠有效率很差时，不要强迫自己躺在床上，应减少卧床时间，等到自己有睡意后，或提高睡眠的效率之后，再延长卧床时间。

睡眠的十大认识误区

睡眠越多越有益于健康　专家认为，睡眠的时间长短跟健康的关系并不大，每个人的睡眠时间是不一样的，个体差异得很大，质量比时间更重要，最重要的是保持生活的规律性。

数羊能催人入睡　无论数白羊还是黑羊，这种数数是人脑主动活动，都只会导致注意力集中，从而使大脑持续处于兴奋状态，结果更难以入睡。

睡前一杯酒能助入睡　借酒安眠的做法使身体得不到深层次的休息，而且时间长了，容易形成酒精依赖，酒中的有毒物质还在体内积存毒害身体，伤害视网膜，使人的暗适应能力下降。

早点儿上床能睡个大觉　害怕失眠而早早上床，但结果往往是"欲速则不达"，只会加重害怕失眠的心理压力，导致更加难以入睡。不如干脆在有睡意时才上床，更有利于提高睡眠质量。

做梦会影响大脑休息　其实，每个正常的人在睡眠过程中大约要做 4 次梦，这对大脑休息并无影响。

睡觉时打鼾表明进入熟睡状态　打鼾是睡眠时呼吸遇到困难的标志，表示机体无法得到足够的氧气，不仅干扰周围人的睡眠，而且对本人的健康也有害。打鼾是睡眠呼吸障碍的近亲，睡死的老人、猝死的婴儿和青年人，多半是这样的患者。

补睡能将体力补回来　部分人平时睡得少，利用双休日多睡觉，希望能通过补觉将体力补回来。过后的睡眠补偿只能缓解过后的疲劳，而对由此造成的身体损害，是不能偿还的。

为了晚上睡好应取消午睡　普遍认为人体对午睡的需求是普遍的，一般专家们认为午睡时间以半小时至一小时之间为宜，平躺效果较好。而午餐后趴在桌上打盹却是有害的，因为这使横膈膜下降而压迫胃，且会使肠道的蠕动减弱，易产生胀气，导致消化不良。

体育锻炼对失眠有好处　适当地、有规律地安排体育锻炼能作为失眠患者的辅助治疗，但是不要在睡前剧烈运动，否则，大脑容易兴奋而导致失眠。

催眠药可以长吃　催眠药所带来的睡眠并不能代替真正的自然睡眠。这是因为 95% 以上的催眠药会缩短深睡眠。专家指出，迄今为止尚未找到无毒副作用的外源性催眠药。

古人睡眠九忌

睡眠不可忧虑　"先睡心，后睡身"。如果睡下以后思想日间或过去未来的杂事，甚至忧愁焦虑，对身体的损害会比白天更大。

睡前不可恼怒　《素问·举痛论》说："怒则气上，喜则气缓，悲则气消，恐则气下，思则气结。"凡情志的变化都会引起气血的紊乱，甚至疾病。所以睡前非但不可恼怒，亦应防止任何过激的情绪。

睡前不可进食　临睡进食容易增加胃肠负担，既影响入睡又伤害身体。古人说："早饭宜好，午饭宜饱，晚饭宜少"，确是一个值得注意的养生经验。

睡卧不可言语　中医认为，肺为五脏华盖，主出声音，凡人卧下，肺即收敛，如果此时言语，则易耗肺气。另外，睡前说话也会使精神兴奋，从而影响入睡。

睡卧不可对灯　睡卧时对着灯光，使心神不能安定，不易入睡。

睡时不可张口　孙思邈说："夜卧常习闭口。"这是保持元气的最好方法。

睡时不可掩面　以被覆面，使人呼吸困难，而且吸入自己呼出的二氧化碳，对身体健康极为不利。因此《三叟长寿歌》提出："下叟前致辞，夜卧不覆首。"

卧处不可当风　睡眠后，人体对环境变化的适应能力降低，最易受风邪的侵袭。《琐碎录》说："卧处不可当风。"

卧时不可头对火炉　卧时头对火炉，易受火气蒸犯，令人头重目赤，或患痈肿疮疖，并易发生感冒。《琐碎录》说："卧处不可以首近火，恐伤脑。"

睡眠不足可引起高血压

研究报告显示，长期睡眠不足是造成高血压发生的一个重要诱因。睡眠时间很少的人可使其 24 小时的平均血压和心跳升高不少。这种情况会迫使整个心脑血管系统不得不在一种高压下工作。

研究人员表示，即使排除了像肥胖症和糖尿病这样的危险因素后，这种长期睡眠不足与高血压之间的关系仍很明显。研究结果显示，增加睡眠不但可被用做一种预防高血压发生的干预方法，同时也可被用于治疗初期高血压患者。

睡眠不足加大心脏负担

一项研究结果显示，长期睡眠不足会加大心脏负担，增加人们患心血管疾病的风险。研究人员发现，睡眠不足除了会影响人的神经和行动，还会在生理方面造成不良影响。如果睡眠不足的时间达到 5 天，人的心脏功能就会减弱。心率变化幅度减小是心脏疾病和其他一些疾病的迹象之一，与高血压也有联系。

睡眠不足易得胃病

研究人员发现，人体的胃和小肠在晚上会产生一种有修复作用的被称作 TFF2 蛋白质的化学物质，如果睡眠不足，就会影响这种物质的产生，从而增加患胃溃疡的概率。

TFF2 蛋白质含量会伴随生物节奏而自动调整，一般在下午和傍晚降至最低，待夜晚睡眠时又可达到最高。研究人员认为，在睡眠过程中，TFF2 的水平会增加 340 倍左右，这一物质有助于修复胃和小肠的损伤。

睡眠不足性激素下降

美国睡眠医学协会研究人员发现，睡眠不足会导致中老年男性睾酮水平下降。睾酮是男性激素，性激素水平直接影响到人的性功能、精力、骨密度和免疫力等方面，对预防衰老和疾病起着重要的作用。男性 30 多岁后，性激素分泌会每年降低 1% ~ 2%。研究人员认为，中老年男性每天睡眠应保持 7 小时以上，否则会影响性激素的分泌，从而引起早衰和多种老年疾病。

睡眠不足影响工作

美国一项研究显示，缺觉不仅会使人疲倦暴躁，而且会使人对工作产生厌烦情绪。与男性相比，缺觉的女性更易感到疲劳和产生厌烦心理，而且也不易保持注意力和快乐感。

长期睡眠不足易患糖尿病

一项新的研究显示，长期没有足够睡眠的人会对胰岛素失去敏感性，时间长了就可能会引起肥胖、高血压和糖尿病。

专家说，事实上，长期睡眠缺乏的结果与年龄增加造成的胰岛素抵抗的效果是一样的。2 型糖尿病的危险因素包括不良饮食、久坐的生活习惯、长期压力、年龄增加和睡眠缺乏等。

睡半饱会影响健康

美国的一项研究发现：人刚睡醒时，睡眼惺忪、反应较慢、解决问题的能力也下降，就跟四杯啤酒下肚后一样，相当于血液中含有 0.08% 的酒精浓度。科学家称这种睡眼惺忪的状态为"睡后迟钝"或"睡一半"。

睡一半比完全没睡更糟　长期睡一半造成的睡眠剥夺，更会造成免疫系统改变而容易生病，也会导致交感神经和副交感神经不平衡，进而自主神经受损，产生心悸、盗汗的症状。由此而患心血管疾病的风险也会增加，其原因是：长期睡眠被剥夺的人，体内血糖的耐受度会大大降低，从而造成胰岛素抗阻，进而产生新陈代谢症候群，甚至是高血压、糖尿病等。

大脑需要时间苏醒　专家指出：即使一个人大脑中掌管睡眠的生理时钟，也就是下视丘的神经核醒了，但掌管其他学习、分析等部位的功能却不一定能在"同步"下清醒。而睡一半的人，可能是睡眠已经进入深睡期，此时大脑可能正在进行记忆的吸收、重整，却在"不该醒时醒来"，此时大脑需要更多时间恢复意识。

多睡觉可避免发胖

智利专家发现，睡眠少和肥胖之间存在着某种联系，女性表现得更为明显。

智利专家在对 6.8 万名妇女进行长达 16 年的跟踪研究后发现，睡眠多的女性体重增加的可能较小。平均每天睡眠少于 5 小时的女性发胖概率是每天至少睡 7 小时的女性的 3 倍。大部分专家认为，睡眠减少会导致控制食欲的内分泌物质分泌失调。还有人认为，睡觉少的人更易疲劳，因此锻炼更少、吃得更多。

专家提醒，应该适当增加睡眠时间，保持每天睡眠时间不少于 7 小时，这样不仅有利于健康，还不失为一个避免发胖的好办法。

睡眠太多等于暴饮暴食

英国科学家断言，超过 7.5 小时的睡眠纯粹是过量，"就像暴饮暴食吃得过多一样"。

人们以睡眠时间长短来区分不同人的睡眠情况，但无论少眠或多眠，都或多或少受到遗传的影响，而且并非一成不变。

据分析，少眠出现熟睡的比例较高，这种睡眠时间可能很短，但足以维持人体正常机能的运转。与之相反，多眠者较多出现浅眠和中途觉醒而形成质量低下的睡眠。因此，科学家们认为，睡眠时间长短是次要的，关键在于睡眠的质量。

科学家说，人们大可不必过分计较睡了多长时间，每天保持有规律的起居，注意保持适合自己的睡眠模式，才是维持健康的根本所在。尤其是青年人，睡眠具有较大伸缩性，即使因故牺牲了睡眠的时间，也可通过熟睡，用睡眠的质来弥补量的不足。夜间睡眠少的可在白天睡 15 分钟。睡眠不足的人切不可有沉重精神负担。不良心理是引发紊乱症的重要因素，对健康是真正有害的。

睡久也会致癌

日本名古屋大学、产业医大等 24 家研究机构组成的共同调查委员会，在分析了 10 年间全日本 50 个地区的 11 万份调查资料后，得出结论：癌症死亡率最低的是那些每天睡眠时间在 7 ~ 8 小时的人士。

按这个基准推算，若睡眠时间在 8 ~ 9 小时，癌症死亡率男性会增加 16%、女性会增加 23%；要是睡 9 小时以上，则男性会增加 28%，女性癌症死亡率也会相应增加。这就是说，睡眠时间越长越容易得癌症。更令人吃惊的是，从调查得到的包含癌症死亡在内的所有死亡比例看，睡眠时间超过 9 小时者，与睡 7 ~ 8 小时的相比，男性要高出 60%、女性要高出 76%。

睡懒觉对健康的八大危害

研究表明，常睡懒觉最容易引发以下问题。

破坏生物钟的规律　如平时上班、学习生活比较规律，逢节假日却睡懒觉，就会扰乱生物钟的运转规律，使体内激素的分泌水平出现紊乱，让人感到疲惫，影响身心健康。

易导致身体肥胖　时常睡懒觉，饮食没有规律，不吃早餐，晚餐过饱，加上不爱运动，致能量消耗低于摄入，就会使人长胖。

易诱发肠胃疾病　因舒适的睡眠容易使人疲懒而没有食欲，加之起床太晚，不但不吃早餐，而且中午饭也往往吃不下，到了晚上又猛吃一顿，这样天长日久就容易造成消化系统疾病。

易产生手淫恶习　年轻人醒后躺在温暖舒适的被窝中，大脑中往往会胡思乱想，最容易产生手淫的欲望。

肌张力低下　常睡懒觉活动较少，肌张力也会低于一般人，肌肉爆发力不足，日久天长就会导致动作反应迟钝，应激能力降低。

易诱发失眠　白天睡的太多，到了晚上该入睡时反而会睡不着，翻来覆去，容易导致失眠症。

损害心脑健康　卧室中的空气早晨最为混浊，即使虚掩窗户，亦会有1/3的空气不能流通，一氧化碳和二氧化碳增多，对心、肺、脑的危害都是很大的，会使人头昏脑涨，记忆力减退。

对呼吸的"毒害"　卧室的空气在早晨最混浊。如果从局部取样检测会发现，空气中含有大量细菌、霉变和发酵颗粒、二氧化碳水气和灰尘等物。不言而喻，这些不洁成分会结合给机体带来麻烦。

脖子粗的人少睡懒觉

专家说，养成"该睡觉时即上床，睡醒后即起床"的习惯非常重要，假日更不能轻易打破这种习惯。专家强调，平时打鼾声大的、脖子比较粗的人更应远离"假日恋床"。因为这些人大多患有呼吸睡眠暂停疾病，睡得过多，易使心、肺、大脑长时间缺氧，甚至诱发猝死。

周末睡懒觉，周一更疲倦

美国研究人员指出：周末睡眠过多，会影响生物钟的正常规律，导致周一持续疲劳。熬夜和周末睡懒觉都会把人体内部的生物钟向后推移，导致人们在周一困乏疲惫。专家说："推迟的生物钟让自己的主人在周一不能以清醒的头脑工作，就好比人们在周末出了国，周一回来还要'倒时差'一样，尽管他们并没有坐飞机旅行。"同时，研究还发现，周末"补觉"让人们在周一注意力很难集中。

睡姿与健康

仰卧　优点：这种睡姿不压迫身体脏腑器官。缺点：容易导致舌根下坠，阻塞呼吸。打鼾和有呼吸道疾病的人不适。

俯卧 优点：这种睡姿会感到安全，也有助于口腔异物的排出，同时对腰椎有毛病的人有好处。缺点：压迫心脏和肺部，影响呼吸，患有心脏病、高血压、脑血栓的人不宜选择俯卧。

左侧卧 优点：无。缺点：由于人体心脏位于身体左侧，左侧卧会压迫心脏、胃部，尤其患有胃病、急性肝病、胆结石者不宜采用。

右侧卧 优点：不会压迫心脏，睡眠有稳定感。缺点：影响右侧肺部运动，不适合肺气肿的患者。

依据身体状况选睡姿

很多疾病是由于睡眠姿势不当而诱发或加重的，患有疾病的人，讲究睡眠姿势很有必要。

脑血栓 有关专家调查 2000 例脑梗死病人，发现 95% 以上的病人习惯于侧卧，这样在本身已有动脉硬化的基础上，加重了血流障碍，特别是颈部血流速度减慢，容易在动脉内膜损伤处逐渐聚集而形成血栓。为消除这一隐患宜改为仰卧睡眠较为妥当。

心脏病 心脏代偿功能尚好者，可向右侧卧。若已出现心衰，可采用半卧位，以减轻呼吸困难，切忌左侧卧或俯卧。

动脉硬化 动脉硬化患者若采取侧卧位睡姿，势必加重血流障碍，宜改为仰卧睡姿。

高血压 高血压患者特别是老年高血压患者的睡姿应为半卧位或侧卧位，可使用 15 厘米高的长方形宽大枕头，将头和肩部都枕上。

胆石症 不宜左侧卧。因为胆囊位于上腹部，形如一个小酒瓶，当人体向左侧卧时，胆囊"瓶口"朝下方，"瓶底"朝上方，这样，胆囊结石的重力作用下就容易落入"瓶颈部"而发生嵌顿，引起胆绞痛发作。因此应尽可能平卧或向右侧睡。

腰背痛 宜侧卧睡，这样可以使肌肉完全松弛，避免肌肉牵拉紧张、刺激或压迫神经，引起或加重腰背痛。

中耳炎 脓液会灌满患侧耳道，为使脓液引流通畅，可采取患侧卧位，以促使脓液排出。

胃病　胃病病人如果向左侧睡，就不容易胃痛。而向右侧睡，容易导致胃酸往食管回流，严重时还会导致喉咙酸痛、咳嗽、气喘、胸部紧压等问题。长期如此，还会导致食管癌。

有脑卒中后遗症者　有肢体偏瘫的患者应该遵医嘱，根据自身情况采用特殊卧姿，保证患肢的血液循环和功能位，才能有利于肢体的康复。

更年期妇女　部分人会出现心悸失眠、头晕耳鸣、烦躁易怒等症状。建议不宜过早服用催眠药，而应注意均衡营养、适当休息。在睡眠时，最好采取右侧卧位，四肢放在舒适的位置，这样全身的肌肉也能得到放松。

肥胖者　多数人喜欢在睡眠中采取仰卧睡姿。其实，仰卧不利于全身放松，当腹腔内压力较高时，会使人产生憋得慌的感觉。尤其是患有睡眠呼吸暂停综合征的人，因为仰卧时，舌根后坠，容易造成呼吸堵塞。这类人在睡眠时应该注意抬高上半身，采用侧卧位。

孕妇宜睡左侧位

妊娠晚期，有的孕妇喜欢仰卧睡觉，自己觉得方便，认为对胎儿也有利。其实这种方式不科学。

这是因为，孕妇在此期间，子宫的血流量大大增加。仰卧时，增大的子宫压在腹主动脉上，子宫的供血量明显减少，直接影响胎儿的发育。同时，孕妇仰卧，常使增大了的子宫滑向左边，压迫下腔静脉，使回流到心脏的血流量减少，大脑的血液和氧气的供应也随之减少，孕妇可出现头晕、胸闷、恶心、出虚汗等症状，严重时血压下降，呼吸困难，甚至发生休克。仰卧睡觉，还会因子宫压迫输尿管，影响尿路畅通，易增加患肾盂肾炎的机会。此外，仰卧睡姿还是发生"胎盘早期剥离"的重要诱因。

那么，孕妇应取怎样的睡姿为好？根据子宫左旋的特点，孕妇以左侧位睡为佳。

老年人宜选的睡姿

睡眠的姿势，不外乎仰卧位、右侧卧位、左侧卧位和俯卧位4种体位。

仰卧位时，肢体与床铺的接触面积最大，不容易疲劳，且有利于肢体和大脑的血液循环。但有些老年人，特别是比较肥胖的老人，在仰卧位时易出现打鼾，而重度打鼾不仅会影响别人休息，而且可影响肺内气体的交换而出现低氧血症。

右侧卧位时，由于胃的出口在下方，故有助于胃的内容物的排出，但右侧卧位可使右侧肢体受到压迫，影响血液回流而出现酸痛麻木等不适。

左侧卧位，不仅会使睡眠时左侧肢体受到压迫、胃排空减慢，而且使心脏在胸腔内所受的压力最大，不利于心脏的输血。

而俯卧位可影响呼吸，并影响脸部皮肤血液循环，使面部皮肤容易老化。

因此，老年人最好睡仰卧位和右侧卧位，而易打鼾和有胃炎、消化不良和胃下垂的老年人最好选择右侧卧位。

醉酒后宜侧睡

醉酒时朝天仰睡，呕吐出来的东西有可能堵在气管里以致窒息而亡。因此，如果有人喝醉了，家里人千万要让醉酒的人侧睡。

睡眠方向与健康

头北脚南而睡的人比其他方向的人睡得更甜。这是美国一些科学家的见解，他们曾进行过多次实验，研究地磁力对人体的影响，并指出，如想醒来时心情舒畅，要注意床的方向，头部应朝向北方。

床靠墙容易睡出关节炎

据资料显示，墙壁的温度和室温可以相差 3 ~ 8℃，如果中间没有 20 厘米以上的距离，或者没有木质材料等的阻隔，墙壁的寒气就会对人体造成伤害。人体如果长期受风、寒、湿影响的话，极可能诱发一些寒湿证，如关节炎、风湿、类风湿等，女性还可能导致痛经，严重的甚至可能导致心脑血管、消化道疾病的发作。尤其是夏季，人的汗毛孔都是张开的，长时间挨着墙睡，受风寒的影响更大。此外，床具靠墙放还有另外的隐患，如果墙壁另一边是邻居家，他们又在墙壁背后放置了电视或者电脑，就要遭受辐射的风险了。因为，电视机或电脑以背后的辐射最强。

所以床具最佳的摆放位置应该是床头不要靠和邻居相隔的墙壁，距离周围的墙尽量保持 20 厘米以上的距离。如果因住房面积所限一定要把床具挨着墙，则可以在床和墙之间以木板或者加几层布围子等阻隔凉气的袭击。

火车卧铺上睡觉头部最好朝向过道

因为火车行进时会有震动和金属撞击声，若头朝窗口，恰好枕在车轮的一方，震荡和撞击声比另一侧要大。

枕头与健康

温度 人入睡以后，头部的温度一般在 34 ~ 34.5℃，比体温要低几度，如果头部温度过高就不易入睡。

高度 无论是仰睡还是侧睡，最好选择能保持颈部正常生理弧度的枕头。过高的枕头会使颈椎过于前曲，颈部软组织过度紧张、疲劳，易发生落枕，久而久之还会造成颈部骨骼出现形态上的改变，如生理弯曲变直、反张。有人喜欢无枕睡眠或者枕头过低，这样也不好，会使头部充血，容易造成眼睑和面部浮肿。

硬度 过硬的枕头会减少枕头与头部的接触面积，使压强增大，令头皮感到不舒服。而枕头太软，难以保持一定的高度，会导致颈肌过度疲劳和影响呼吸的通畅，不利于睡眠。枕头只有柔软又不失一定硬度，才能减少头部受到的压强，又保持不均匀的压力，使血液循环可从压力较小的地方通过。

老年人选枕头注意可塑性

专家提醒：每个人该枕什么样的枕头因人而异，但最好是使用带有一定可塑性的枕头，也就是说要硬一点的。太软的枕头对头皮压迫面积大，不利于血液循环，对人体的头颅和颈椎也没有很好的支撑力。对老年人来说，过于松软的枕头会阻碍头部转动，容易使他们在翻身过程中不慎将脸埋在枕头中，从而影响呼吸，甚至造成窒息。另外，过于松软的枕头也容易造成"落枕"。

一般而言，年轻的人枕头需要保证颈部肌肉完全放松，而老人的枕头需要讲究安全和舒适。老人的脊柱多有退行性改变，因此更应该重视预防脊柱病的发生。此外，合适的枕头能对头部起到一定的塑形作用。因此，在挑选枕头时，最好选择稍有一点硬度、透气性较好的，枕芯内部要能产生一定的摩擦。这样，随着头部的转动而随时流动塑形，起到均匀承托的作用，既保证了呼吸的通畅，又使头颈部肌肉得到放松。荞麦皮的枕头就比较适合老年人。此外，蚕沙、茶叶、大米都属于这类可塑形、透气性好的枕芯。对于有颈椎病的患者，如果用这些材质做的枕头，会更加利于治疗。相反，一些纤维类的枕芯就偏柔软，不太适宜老年人使用。并且，化纤类物品也会对过敏体质的老人有一定影响。

根据睡姿选枕头

习惯侧睡的人 最好选硬度较大的枕头，比如荞麦枕、茶叶枕等，这样可以使颈部获得额外支撑，让头和脊柱保持在同一直线上。此时的人体也才能保持正常的血液循环，减缓颈部疲劳，使睡眠达到最佳状态。如果侧睡的枕头过软，可能会造成软组织劳损，或其他一些颈椎病。不过，古代人用的一些硬度较大的木枕或竹枕，并不适合侧睡者使用。

习惯仰睡的人　头部、颈部、肩部直接与床面接触，枕头的高度宜在一拳左右，使头部与床面保持10厘米左右的距离。仰睡者最好选择一些软硬适中、弹性较好的枕头，比如弹力棉枕等，它可以使头部感觉舒适，以保持身体正常的生理弧度。如果枕头过硬，头部与床面之间的高度便很难调控自如，颈部肌肉容易处于拉伸状态，血液循环不畅，会干扰睡眠。长此以往，还可能导致颈椎病。

称心枕头助睡眠

天然枕芯保健养生　根据材料的不同，天然枕芯可分为鸭绒枕芯、蚕丝枕芯、植物类枕芯、茶炭枕芯等。鸭绒枕芯轻巧柔软，容易打理，适合于偏爱睡低枕的人；蚕丝枕芯由于材质特殊而具有亲肤、美容和促进睡眠的作用；植物类枕芯的主要成分是透气棉，有的添加薰衣草，有的则添加菊花、荞麦等，这种枕芯能起到改善睡眠、降低血压的作用；茶炭枕芯采用自然材质，具有天然环保的优点。

乳胶枕芯舒适耐用　乳胶枕芯的特点是弹性好，对人体无害。乳胶本身具有防菌、防尘之功效，同时清洗起来比较容易，不易变形。乳胶枕芯还有一个好处是永不结板，无压扁或凹陷。

合成枕芯经济实惠　人工合成枕芯一般分为无孔枕芯、四孔枕芯、七孔枕芯、九孔枕芯等几种。人工合成枕芯一般是用透气棉制成，可以从显微镜下看到的剖面区分其到底是几孔的枕芯。无孔枕芯一般是纯棉制成，回弹比较轻微，价格比较便宜。七孔枕芯回弹效果比较好，易于打理，干洗湿洗都可，价格适中。四孔枕芯的回弹效果不如七孔，但比无孔好，和七孔一样易于打理，干洗湿洗均可，价格适中。真正的九孔枕芯目前在市场上比较少见。

太空枕芯枕中贵族　太空枕芯又分为记忆和护颈枕等。太空枕芯的手感较好，这种枕芯含有高科技温感记忆粒子，头颈部接触时发生温度感应，形成完全符合个体体型的凹凸面，促进头部血液流通，不易产生疲劳、酸痛及打鼾等现象，让人们快速进入良好的睡眠状态。

婴儿五个月开始用枕头

正常情况下，新生儿睡觉是不需要枕头的。因为新生儿一生下来脊柱就是直的，平躺时，背后和后脑勺在同一平面上，不会造成肌肉紧绷状态而导致"落枕"，而且刚出生的新生儿，头大且几乎同肩宽相等，平睡、侧睡都很自然。

如果头部枕头垫高了，反而容易造成新生儿脖颈变弯曲，有的还会引起呼吸困难，以致影响新生儿的正常生长发育。但为防止新生儿吐奶，必要时可以把新生儿上半身适当垫高一点。

当婴儿4～5个月时，其颈部脊柱开始向前弯曲，这时可用毛巾对折或回折，给婴儿垫于头下当枕头用。长到7～8个月开始学爬、学坐时，婴儿胸部脊柱开始向后弯曲，肩部也发育增宽，这时孩子睡觉时，应垫上3～4厘米厚的枕头，枕头过高、过低，都不利于婴儿睡眠和身体正常发育。

荞麦壳枕头让孩子睡得香

有些家长认为孩子的骨骼还没有长成形，软一点的枕头比较好，因为不会影响到孩子的骨骼发育。其实，这是一个认识上的误区，枕头太松软对头皮压迫面积大，不利于血液循环，对头颅和颈椎也没有好的支撑力，反而不利于孩子的骨骼发育，而且对于婴幼儿来说，过于松软的枕头还有可能使孩子睡觉时将头埋在里面，有发生窒息的可能性。

最好给孩子量身定做一个荞麦壳枕这样有一定硬度的枕头。由于荞麦壳的特点，使其具有一定的流动性，可随着孩子睡觉时姿势的变换而改变形状，从而对孩子的头部和颈部骨骼起到均匀承托的作用，而且荞麦壳枕透气性好，各个季节均适合。枕头长度应与孩子肩宽相等或稍宽些，枕头不要太高，3～5厘米就可以了。枕套最好用软棉布制作，以保证透气、舒适。需要提醒的是，由于小儿新陈代谢旺盛，头部出汗较多，睡觉时容易浸湿枕头，因此，孩子的枕头最好准备两个，以便换着用，隔两天还应该晒一晒。

中老年人宜用圆枕

日常生活中使用的枕头，大多数采用扁形枕头，其实，使用圆枕最符合颈椎的自然生理曲线。将圆枕枕于颈部，仰卧，使头部保持后仰姿势，既可缓解后颈肌群和韧带的劳损，又可起到颈托和轻度牵引的作用，能减轻增生骨质对神经的压迫，预防颈椎病。

中老年人最宜使用圆枕，单人枕头的长度以超过肩宽15厘米为宜，高度以压缩后与自己的拳高（握拳虎口向上的高度）相等为最佳。

枕芯需要适时更换

枕头不合适、不卫生就要及时换掉，否则会给健康带来麻烦。那么，枕头用多长时间应更换呢？

不合适的枕芯需要换 人在睡眠时应保持颈椎正常的生理要求。枕头不仅要依靠弹性才能很好地承托颈部的前凸，同时还要能够很好地容纳头颅枕部（后脑勺）的后凸。只有如此，颈部各组织器官才会处于一个放松休息的状态。所以，在没有其他身体疾病的情况下，晨起后常觉得颈部麻木酸胀，这就是枕芯不合适的信号。

不卫生的枕芯需要换 枕头有了结块、凹凸不平的现象，且填充物有受潮的异味，这就是不再卫生的信号。通常，枕芯应该是每1～3年就更换一次。选购的枕头应该方便清洗并可烘干，这样睡眠健康才可获得保证。

脑梗死患者慎用竹枕席

专家提醒，不要因为贪凉而随意选择不适合自己身体状况的枕席，特别是脑梗死患者在选用枕席时更应谨慎。

脑梗死是脑血管闭塞引起的脑缺血所致的脑血管病，病情反复发作是脑梗死的主要特点之一。夏季人体出汗多，血液黏稠度相对增高，输向大脑的血流变缓。人在睡眠时，血流变得更为缓慢，血小板沉积在血管壁上的机会增多，发生脑梗死的概率显著高于春秋季节。脑梗死患者脑血管的自我调节能力较差，如果睡眠时使用凉性较大的竹枕席甚至是冰枕，容易引起头颈部的血管相对收缩，血流量进一步减少，这对于脑梗死患者来说，无异于雪上加霜，极易导致脑梗死的复发。

为安度炎夏，脑梗死患者可选用凉性相对较小的草枕席或亚麻枕席。除了脑梗死患者外，体质较弱的老年人、风寒感冒时经常头痛者也应慎用竹枕席和冰枕。

婴幼儿不宜睡席梦思

婴幼儿全身器官均处在快速生长发育状态，尤其是骨骼生长最快。婴幼儿骨中含有机质较多、无机盐较少，因而比较柔韧、弹性好，不容易骨折。但骨骼周围的肌肉、韧带很弱。席梦思较软，孩子睡姿如果不当，时间长了，就容易导致脊柱和肢体骨骼发生变形。有关专家的调查研究表明，儿童长期睡在席梦思上，发生脊柱变形的占60%以上，而睡在硬板床上发生脊柱畸形的只占5%。

哪些人不宜睡凉席

在炎热的夏天，人们卧于凉席上休息或睡觉会感到比较凉爽，但在一些特殊情况下就不宜在凉席上睡觉。

当人体受寒或着凉时，就不应睡凉席。无论外感风寒或由于机体脏腑气不足导致寒从内生，均会有"寒象"表现出来，比如肌紧畏寒、关节酸痛等。粪便稀溏、小腹冷痛、舌苔白滑、舌质胖淡，多属于"脾胃虚寒"。若兼有腰脊凉冷、尿频色清、女子带下清稀，多属肾阳不足。肺气不足则多有自汗、咳嗽、少力等症状。凡有以上"寒象"均不宜睡凉席。

婴幼儿皮肤娇嫩，老人皮肤粗糙或"脏腑阳气"不足者，不宜睡凉席。人们可以在凉席上铺个薄垫或床单，家中凉席常用过氧乙酸即醋酸溶液擦，以达到消毒的目的。这不会损坏凉席，而且对皮肤无害。

谨防冬季"电热毯病"

电热毯若使用不当，会引起过敏性皮炎，特别是婴幼儿，用电热毯时间长了还易引起脱水。

过敏性皮炎的发生是由于使用电热毯时的持续性散热，使人体肌肤中的水分被过分地蒸发干燥；另一方面是由于热原体本身对皮肤的刺激，导致皮肤出现大小不等的丘疹，抓破后可出血、结痂、脱屑。这种症状大多先从人体背部开始，然后逐渐遍及全身，它往往使人瘙痒难忍、彻夜难眠，影响休息和工作。婴幼儿脱水是由于幼儿处在生长发育时期，水的摄入量按体重比例应高于成人，而电热毯使用时间过长或过热时，会使幼儿失水过多而导致喉黏膜干燥，出现声嘶、烦躁不安等脱水症状。那么，如何预防呢？

1. 电热毯不要直接与人体接触，在其上面应铺一层毛毯或被单。

2. 通电时间不宜过长，一般是睡前通电加热，上床入睡时要关掉电源。尽可能不要通宵使用，尤其是婴幼儿。

3. 有过敏反应的人尽量不要使用电热毯。孩子出现脱水时，只要不发烧、不咳嗽，可先给孩子饮一杯水，若孩子仍感烦躁不安时，应送医院治疗。出现皮炎时，要停用电热毯，并应口服脱敏药物。

4. 经常使用电热毯者，应适量增加饮水。

育龄夫妇慎用电热毯

据专家介绍，精子对高温环境特别敏感。如过度使用电热毯可使阴囊、睾丸和附睾温度升高而影响精子的生成与成熟。所以准备生育、想优生优育的男子不宜长期使用电热毯。

孕妇勿睡电热毯

国外科学家发现，生育畸形儿的妇女中有些人爱使用电热毯。专家认为，电热毯通电后产生一种电磁场，而这种电磁场可妨碍胎儿细胞的正常分裂。当迅速分裂的细胞受到电热毯产生的电磁干扰时，会发生异常改变，对电磁场最敏感的是胎儿骨骼，故婴儿娩出后，会出现畸形。电热毯温度越高，电磁场对胎儿影响越大。现代医学研究证明，人的神经组织在受孕15～25天开始发育，心脏在受孕20～40天发育。所以，孕妇在这段时间使用电热毯，可使胎儿的大脑、神经、骨骼、心脏等组织器官的发育受到不良影响，从而使胎儿发育不全或智力低下。我国专家对近 2000 名孕妇进行回顾性对照研究，得出这样一个结论：孕早期用电热毯是造成流产的危险因素之一。

"睡商"高的孩子更聪明

法国科学家发现，孩子的学习成绩与睡眠时间长短关系密切。凡睡眠少于 8 小时者，61% 的人功课较差，勉强达到平均分数线者仅占 39%，无一人名列前茅；而每晚睡眠 10 小时者，76% 中等，11% 成绩优良，只有 13% 功课较差。多数打鼾的孩子学习成绩比较差。孩子长期打鼾还会出现多动或攻击性行为、情绪不稳定，和其他孩子不容易相处，在学校常出现不遵守纪律的现象；有的孩子出现注意力不集中。夜间打鼾的儿童白天容易犯困，身体重要器官处于缺氧状态而导致记忆力衰退，因此学习成绩通常处在班级下游。严重者还会出现语言缺陷和性格障碍。缺觉的孩子容易出伤害事故，学习效率低下。

孩子是否聪明，睡眠是一个非常重要的因素。最新研究发现，长期睡眠不足可以带来一系列的机体损害，包括思考能力减退、警觉力与判断力下降、免疫功能低下、内分泌紊乱等。所以，为了孩子的健康和学业，要重视"睡商"，让孩子睡足睡好。

婴儿睡多久算正常

婴儿的睡眠时间一般都会比成人长，而且是年龄越小，睡眠时间越多。一般1个月大的新生儿一天睡20～22个小时，基本上除了吃喝拉撒就是睡觉；1～2个月的宝宝每天睡18个小时左右，能与父母玩一会儿；3个月大的婴儿则一般睡16个小时左右，能有更多的时间与父母交流，会翻身，转头，也会踢被子。

如果孩子经常出现过于能睡的情况，就要考虑是不是患病了。一旦宝宝出现嗜睡表现，家长首先要查看宝宝有无发热、没精神、无食欲等情况，如果有，要及时带宝宝去医院，查看是何种原因引起的，以免延误治疗。

不同年龄孩子的睡眠时间

睡眠时间的长短，因年龄而不同，一昼夜所需的睡眠时间，新生儿为18～20小时，2～3个月为16～18小时，5～9个月为15～16小时，1岁为14～15小时，2～3岁为12～13小时，4～6岁为11～12小时，7～13岁为9～10小时。

灯光下睡觉儿童易患近视

美国宾夕法尼亚大学的舒尔眼睛学院进行了一项研究，发现孩子在灯光下睡觉，视力会被损害。两岁以下的小孩，如果睡在灯光下，他们患近视的机会比睡在黑暗中的孩子要高 5 倍。

研究人员访问了 479 位父母，他们孩子平均年龄是 8 岁。结果显示 10% 的儿童在黑暗中睡觉而患有近视；那些在较弱灯光下睡觉的 34% 患有近视；而那些在较强灯下睡觉的，则有 55% 的要戴眼镜。

睡眠不足儿童易患近视

眼科专家研究发现，低度近视形成与遗传关系并不明显，而与儿童睡眠时间有密切关系。儿童近视的发病率从小学四年级开始增多，到小学六年级至初二年级时，发病率呈极为明显的上升趋势，以后趋缓。因此，专家们认为，青春前期是近视眼形成的高峰期。

研究表明，眼睛局部交感神经和副交感神经的功能失去平衡，是近视眼形成的病理基础。由于儿童睡眠不足，可引起全身自主神经功能紊乱，必然会影响眼睛局部的交感与副交感神经，从而引起眼睫状肌调节功能紊乱，导致近视眼的形成。

睡前吃甜食，孩子易尿床

最新研究发现，孩子晚上吃巧克力等甜食会引发遗尿症。原因是孩子各器官发育不完善、免疫系统不成熟，甜食进入人体后，会在泌尿系统中产生过敏反应，使膀胱壁出现水肿、胀大，而膀胱内容物量明显减少。孩子由于产生过敏反应，出现昏睡，不易醒来，膀胱一经刺激，尿液随即从尿道排出，从而发生遗尿现象。

小儿睡觉不要以衣代被

睡眠是大脑皮质抑制的过程，它不仅使脑细胞得到充分的休息，而且由于大脑皮质下中枢也处于抑制状态，全身各部位的活动普遍减少，新陈代谢处于最低水平，主要表现为心率呼吸减慢、血压下降、胃液分泌及尿液生成减少，其中以肌肉松弛最为明显，出现最早。在这种情况下，如果给小儿穿过多的衣服睡觉，尤其是紧身衣裤再加上棉被的重压，会影响小儿的全身肌肉的松弛，不利小儿的血液循环和呼吸功能，并因衣被裹压而出现噩梦、窒息感，以致夜惊等病症的发生。

另一方面，由于衣被过多、温度高，小儿夜晚睡觉出汗，衣服易汗湿，醒来后如不及时更换湿衣和增添衣服，很容易着凉感冒。

儿童晚睡影响身高

儿童的身高，除了遗传、营养、体育锻炼以外，还与生长激素的分泌有关。生长激素的分泌有特定的节律，即人在入睡后，才能产生生长激素。沉睡1小时后，逐渐地进入高峰，一般以晚上10时至凌晨1时为分泌的高峰期，分泌量约占总分泌量的20%～40%。所以，10岁以内的儿童，在晚上9时前睡觉最为适宜，处于生长激素的分泌高峰期，使孩子健康成长。

睡懒觉不利儿童生长

打乱生物钟节律　正常人体的内分泌及各种脏器的活动有一定昼夜规律。这种生物规律调节着人本身的各种生理活动，使人在白天精力充沛、夜里睡眠安稳。如果平时生活较规律而到假期睡懒觉，会扰乱体内生物钟节律，使内分泌激素出现异常。长时间如此，孩子会精神不振、情绪低落。

影响胃肠道功能　孩子一般早饭在7点钟左右，此时晚饭的食物已基本消化完，胃肠会因饥饿而引起收缩。爱睡懒觉的孩子宁愿饿肚子也不愿早起吃早饭，时间长了，易患慢性胃炎、溃疡等病，也容易发生消化不良。

影响肌肉的兴奋性　经过一夜休息，早晨肌肉较放松。醒后立即起床活动，可使血液循环加剧，血液供应增加，从而有利于肌肉纤维增粗。而赖床的孩子肌肉组织长时间处于松缓状态，肌肉修复差，代谢物未及时排除，起床后会感到腿酸软无力、腰部不适。

影响记忆力 应该培养孩子"黎明即起"的良好生活习惯，即使是节假日也要保持正常的生活规律，按时睡觉、按时起床，这样可使孩子保持朝气蓬勃、身心健康，对记忆力也有促进作用。

儿童午睡可能影响智力

美国一项研究表明，午睡不仅会影响孩子晚间的正常睡眠，而且会削弱他们的大脑活动，影响其心智表现。

研究小组对 27 名学龄前儿童进行了测试，以观察他们在解决一些需要计划和组织能力的难题方面的表现。测试结果发现，睡午觉时间越长的孩子，他们的表现就越差。

因此，专家指出，如果孩子午后困倦，午睡一定要适度，不要影响晚上正常睡眠，以免形成恶性循环，影响心智健康。

儿童夜间"醒"，家长别应答

夜里，有的孩子要醒来几次。专家说，这种"醒"不是真正意义上的醒，是孩子处在浅睡眠状态所表现出来的睁眼、吸吮、翻身、啼哭、抬头张望等动作，这些动作大多是无意识的，即使睁眼也是无光的，家长千万别把这些当回事。

然而在现实生活中，不少家长都会很有责任心地询问，是不是想小便，是不是想喝水，是不是想吃东西等。这等于是在喊醒孩子，以后孩子每到这个时候就容易醒，反而把孩子的睡眠节律打乱了。

正确的方法是：家长可静静地等待 5 分钟以上，再去关心他，坐在他的身旁或依偎在他的旁边，但不要抱他，让他自行调节进入深睡眠期。这种情况随着孩子年龄增长和神经系统发育完善会慢慢调节好的。

就寝时间看电视，孩子睡眠易紊乱

美国最新研究显示，若在就寝时间看电视，可能会引起儿童睡眠紊乱。研究者让 495 名学龄儿童的家长回顾自己孩子看电视的习惯，发现每天长时间看电视和在就寝时间看电视的孩子最易出现睡眠紊乱，包括不愿上床睡觉、入睡困难、睡眠时间缩短。

研究者指出，长时间看电视的孩子，易导致肥胖、吃饭习惯差、不愿运动、在校表现不佳和不乐于交际。

肥胖儿多睡有利保健

现代医学研究认为，让肥胖儿适当多睡点，有助降低血压、促进减肥。研究者分析，小儿正处于生长发育期，当其处于睡眠状态时，体内分泌出较多的生长激素，促进身体在睡眠中长高。这时候体内要消耗大量的能量。因此，睡眠时间长些的小儿，其身高增长的速度比较快，而体重增加并不快。

孩子睡得多不易发胖

一般认为，小孩子吃得越多，睡得越多就越容易胖，但德国医生的一项最新研究却得出了正好相反的结论——睡觉时间越长越不容易发胖。对于这一结论，研究人员这样解释，睡眠时间越长，体内就产生越多的荷尔蒙，而荷尔蒙有燃烧脂肪的作用。

新生儿应常换睡眠姿势

新生儿从早到晚几乎都在躺着，他们的醒醒睡睡都在床上，因此，采取什么样的睡姿对新生儿是个很重要的问题。

新生儿初生时保持胎内姿势，四肢仍然屈曲，为了帮助他们把产道中咽进的一些水和黏液流出，在生后 24 小时以内，仍要采取侧卧位。侧卧位睡眠既对重要器官无过分压迫，又利于肌肉放松，万一婴儿溢乳也不致呛入气管，是一种应该提倡的小儿睡眠姿势。但是，新生儿的头颅骨缝还未完全闭合，如果始终或经常地向一个方向睡，可能会引起头颅变形。例如长期仰卧会使孩子头型扁平，长期侧卧会使孩子头型歪偏。

正确的做法是经常为宝宝翻身，变换位置，更换睡眠姿势。但吃奶后要侧卧不要仰卧，以免吐奶；左右侧卧时要当心不要把小儿耳轮压向前方，否则耳轮经常受折叠易变形。

睡姿影响孩子容貌

婴儿在出生时头骨是柔软的，尚未完全骨化，各个骨片之间仍有成长空隙，有相当的可塑性。而且，宝宝的颈部肌肉尚无力转动沉重的头部，当某一方位的骨片长期承受整个头部重量的压力时，其生长的形状就会受影响。

当宝宝逐渐长大后，头骨的硬度也随着变大，骨缝密合，头型就不会改变了。调整宝宝头型的黄金时期就是宝宝出生后的两个月内。如果两个月以后发现宝宝的头型不对称或者不好看了，在第 3 个月赶快调整还来得及。3 个月以上的宝宝头型就基本固定了。

睡出好头型　以往中国父母习惯于让宝宝采取仰卧睡姿，因此中国人的脸型大多比较扁平，立体感不强。而且，仰卧还容易因宝宝需要转头致使后脑勺不对称，形成扁头。不过，父母还应根据宝宝的长相来决定宝宝的睡姿，例如有的宝宝颧骨较高，如果再让他趴着睡的话，以后颧骨会更高，这样的宝宝采取左右侧睡的方式比较合适，这样不会造成颅骨扁平，可使头型轮廓优美。如果宝宝的颧骨不太高，父母又属于那种比较扁平的脸型，若采取趴睡方式，就会使颧骨凸出来变得好看许多，但这也会让宝宝的脸型变窄变长。所以，只有颧骨不高的圆脸宝宝更适合这种方式。

睡出清秀五官　睡眠时长期向一侧卧睡，有可能使宝宝出现左右脸部不对称的情况。两侧换着俯卧则可压迫颧骨，不让颧骨过分发育，以显示鼻梁高耸、嘴及下巴侧面线条平直。仰睡则可以使宝宝的面部五官长得比较端正、匀称，脸庞清秀。

睡出好皮肤　仰卧使面部肌肉处于最佳松弛状态，血液循环不受任何干扰，面部皮肤由此而得到充分的氧气与养分供给。

睡出小脸　中国人的脸型多半较大，而西方人多半为窄脸，其原因之一是中国人习惯让婴儿仰睡，西方人则多半让孩子趴睡或侧睡。此外，侧卧可限制下颌骨过度发育，防止两腮过大而形成大腮帮子脸。

防止招风耳　当宝宝躺下时，妈妈一定要先将宝宝的耳朵往后抚平。因为新生儿的耳朵非常软，就算压到也不会哭闹，否则，宝宝就会睡出难看的"招风耳"。仰卧比较容易出现偏差，导致后脑勺扁平或引起招风耳，所以不能让宝宝长期仰卧。

睡出好牙　宝宝1岁以后，不要让宝宝养成含着奶嘴睡觉的习惯，否则，时间一长，宝宝下颌就会习惯性前伸，上下腭齿列（颌骨）处产生移位，造成宝宝日后牙齿排列会不理想。

婴儿仰面睡，身体更健康

美国一项研究显示，与经常趴着睡的婴儿相比，习惯仰面睡的婴儿出现发烧、中耳炎等症状的概率较小。科学家说，之所以有这样的差别，可能是因为，婴儿趴着睡时口腔和喉咙的温度较高，这有利于传染感冒和中耳炎的细菌滋生。

婴儿睡在大人怀里弊大于利

新生儿也需要培养良好的睡眠习惯。让宝宝独自躺在舒适的床上睡觉，不仅睡得香甜，也有利于心肺、骨骼的发育和抵抗力的增强。如果经常抱着宝宝睡觉，宝宝睡得不深，醒后常常显得无精打采，影响睡眠质量；抱着宝宝睡觉，他的身体不舒张，身体各个部位的活动，尤其是四肢的活动要受到限制，不灵活、不自由，全身肌肉得不到休息；抱着睡觉也不利于宝宝呼出二氧化碳和吸进新鲜空气，影响宝宝的新陈代谢；抱着宝宝入睡还不利于宝宝养成独立生活的习惯。

总之，经常抱着宝宝睡觉对宝宝来说是弊大于利。

幼时不单独入睡，长大易有睡眠问题

对于经常被孩子剥夺睡眠的父母来说，孩子夜里醒来要求讲故事是一件很平常的事情。不过，最近的一项研究表明，这种习惯预示着孩子长大可能会有睡眠问题。

美国研究人员认为，在1岁时不能自己单独入睡的孩子到3岁时，很有可能在夜里醒来，并要求别人帮助他重新入睡。相反，那些通常在醒着时被放到儿童床上的孩子，能学会自己入睡，即使夜里醒来时也能轻松重新入睡。而且那些需要摇动、喂食或其他安抚方式帮助入睡的孩子，长大后出现睡眠问题的可能性较大。

孩子独睡的三大好处

有利于孩子的身体健康　如果孩子与父母同睡，特别是夹在大人中间，虽然照顾上方便一些，但会给孩子的健康带来一些损害。睡在大人中间的孩子，身边堆满大人的厚重衣被，不小心就会被压住；大人睡眠时呼出的二氧化碳会整夜弥漫在孩子周围，使孩子得不到新鲜的空气，出现睡眠不安、做噩梦及夜里啼哭的现象；如果与大人一个被窝，大人身上的病菌容易传染给孩子；有时父母翻身或动弹时还会惊醒孩子，影响其睡眠质量。因此，让孩子独自睡觉有利于他们的健康。

有利于从小培养孩子的内心独立　内心能否独立是婴幼儿能否正确认识自我的一项重要指标。研究表明，孩子的独立是从形式到内容的，所谓形式是看得见摸得着的行为方式，而内容则是孩子的内心。让孩子适龄与父母分床，有助于其独立意识和自理能力的培养，并可促进心理成熟。

孩子在自己一个人待着或没有大人协助时能够做很多事，如自己跟自己玩耍、和自己说话等，可以防止长大后对父母过度依赖，在日后感到孤独寂寞时，儿时的独处经历会帮助他们很快适应周围环境。

避免形成恋父或恋母情结　孩子到了3岁左右已经能分清自己是男孩还是女孩，他们有了最初的性别意识，心理处于一个重要发育阶段。如果长时间不和父母分床睡觉，会导致孩子日后缺乏自爱、自律，甚至形成性识别障碍。

宝宝这些睡眠习惯不可取

含着乳头睡　含着乳头睡觉，宝宝醒后就会吮吸乳头吃奶。这种没有规律的进食方式，容易使宝宝的胃肠功能紊乱而发生消化不良。再者，宝宝呼吸不畅，导致睡眠不安，甚至可能引起窒息。而且，还会影响宝宝牙床的正常发育，易生蛀牙。

吓唬宝宝睡　有时为了让宝宝尽快入睡，妈妈常常采用吓唬的办法，比如妈妈会说："如果不睡觉，大灰狼就会来。"其实，这样做反而会让宝宝的神经系统受到强烈刺激，使他根本不能入睡或者入睡不安稳。况且，宝宝受到恐吓后，即便是睡着了也有可能做噩梦，睡眠质量大打折扣。

让宝宝晚睡　由于生长激素的分泌高峰是在夜间 22 ～ 24 点，如果晚睡，宝宝体内生长激素的分泌势必减少，身高会受到影响。

摇着宝宝睡　当宝宝哭闹不愿入睡时，一些妈妈往往会把宝宝抱起来摇一摇、晃一晃。其实，这样入睡有一种潜在危险。由于宝宝的大脑尚未发育完全，摇晃会使宝宝的大脑在颅骨内不断晃动，造成脑部小血管破裂，颅内出血，轻者智力减低，严重者肢体瘫痪，甚至死亡。

宝宝蒙头睡　婴幼儿新陈代谢远比成人旺盛，被子内的湿度又高，以致宝宝大汗淋漓，容易发生虚脱和呼吸不畅，引发"捂热综合征"。

儿童睡眠障碍的防治

儿童睡眠障碍有如下表现：夜间频频醒来，睡不安稳、恐惧黑暗、夜间磨牙、遗尿、呓语、梦游、摇动身体、抓挠皮肤、入睡困难和易惊醒等。

儿童睡眠障碍不但影响孩子本人，有时也影响到家长和家庭气氛。孩子的突出表现为因睡眠不足而出现易疲倦、注意力集中障碍、情绪易激动、攻击行为，因而学习成绩下降，同学之间、师生之间关系紧张而又陷入恶性循环。此外，这些孩子还有早晨起床困难、迟到、违反校规等表现。

怎样对待睡眠障碍的儿童呢？

对待有病儿童要积极治疗，到专科医院做正规治疗。对患慢性病需长期服茶碱或类固醇药物的儿童，若发生严重的睡眠障碍，一是可以改变用药品种，二是改变服法，三是每晚少用镇静剂。当然这些都是在医生的指导下进行。

家长切记教育子女的原则应是教导而不是娇惯，并坚决摒弃封建家长制式的教育方法，要让孩子有什么困难都愿意得到家庭的帮助。这样的家庭气氛会使孩子有一个好心情。有好心境才有好睡眠。

生活有规律，尤其是睡眠要有规律。养成良好的习惯，到时就去睡，到点自己醒来最好，睡前不要饮含茶和咖啡饮料。养成好的睡眠习惯有时需家长的配合。对有睡眠障碍的儿童，家长一定要想办法及早解决。

帮助孩子独自入睡的 12 种方法

对于那些不愿独自去睡，夜里还常醒来的孩子，可以试试以下方法：

先要规定儿童就寝时间　不妨让孩子自己说个该睡觉的时间，经父母认可，就可约定下来（用拉钩等风趣方法），一定要遵守。

不要让孩子太兴奋　吃完晚饭后就不要让孩子做兴奋的游戏和看刺激性的电视节目。不要急躁。不要很着急地催孩子睡觉，要心平气和。此外，不能让小孩子有父母想摆脱他的感觉，否则他就会哭闹，不愿上床睡觉。

营造气氛　床上用品让小孩自己挑选，并和孩子一起布置自己睡觉的小天地，这样孩子每天晚上都会乐意上床睡觉了。

要考虑到孩子的情绪　比如孩子正玩得起劲时，父母不宜打断他，叫他马上上床。可提醒他："已经九点了，至多再玩半小时吧！"这样的劝告比厉声催促更容易取得效果。

克服害怕心理　有个别孩子怕单独睡，要找找原因。如房间的摆设、孩子睡的地方离父母房间远等，要做适当调整。平时父母经常在孩子的房间一起玩，睡前讲个故事，对孩子克服怕单独睡的心理有益。

让睡前的 1 小时成为"安静时间"　这样可使儿童很少发生梦中受惊、说梦话与患梦游等现象。

要使孩子在睡前做完应做的事情　如整理好玩具、洗脸、刷牙等，不论在顺序或者时间上，都要尽量安排得每晚基本一致。这种有规律的安排，有利于孩子养成好的入睡习惯。

及时表扬和鼓励　如果孩子能自觉上床去睡，要及时表扬或给予孩子一种喜欢的奖励，以便巩固下去，形成习惯。但不宜采用金钱或物质奖励。

让孩子有安全感　如果孩子在夜里醒来要来找妈妈，这时孩子一定有一种不安的心理，这属于一时性的现象。大人应该陪孩子一会儿，稳定他的情绪，让他有安全感，绝不要赶他走。

不要依顺孩子发脾气　孩子如果发起脾气来，即使是轻微地耍无赖，也不要去依顺他。如果家长坚决不理睬，他感到无计可施，发脾气的次数倒会逐渐减少。

到了就寝时间就要让孩子专心睡觉　不能允许他再在床上翻滚蹦跳。若他想起床去室外玩，则更不能答应。

要赞扬孩子的进步　家长可以在早晨对孩子说："昨晚是你自己上床的，整夜睡得很香，你一定很愉快吧！"这一类赞扬往往会使儿童的内在控制力得到发展。

女性睡眠时间同体重有密切关系

美国研究人员一项研究发现，成年女性的睡眠时间与他们的体重增长存在着密切的关系。那些每晚睡眠时间较短的成年女性，体重增长的速度将会超出那些睡眠时间较长的女性。

研究表明，那些每天晚上睡 5 ~ 6 个小时的女性，体重增长的速度要大大超出那些每天晚上睡 7 个小时的女性。通过 16 年的跟踪研究发现，每晚睡眠时间达到或低于 5 小时的成年女性，她们的体重平均要比那些睡眠达到 7 小时的女性重 1.04 千克左右。每晚睡眠 6 小时的成年女性，体重则要比睡眠 7 小时的女性重 0.68 千克左右。体重增长达到 14.97 千克的女性中，绝大多数每晚睡眠只有 5 小时，其次才是每晚睡眠 6 小时的女性。

开灯睡觉易患乳腺癌

美国最新研究显示，晚上开灯睡觉或熬夜是导致女性患乳腺癌的主要因素之一。

大量研究表明那些需要值夜班的职业妇女，如护士、空中乘务员，她们患乳腺癌的风险最高可达 60%。此外还有研究表明，每周熬夜 2 ~ 3 天的女性同样易患乳腺癌。研究人员认为，夜间的灯光妨碍了褪黑激素的生成，而褪黑激素在抑制癌细胞生长的同时也会增强免疫系统。专家说，他们的研究首次证明灯光确实是导致乳腺癌的危险因素。在白天癌细胞是苏醒的，而在夜间褪黑激素会使它们处于睡眠的状态，如果添加非自然光，它们就会"失眠"。专家建议，睡觉时关闭所有电灯，因为睡在全黑的房间有利于制造神经传递物质血清素，这对制造褪黑激素至关重要。

八法助更年期女性睡眠好

女性进入更年期，激素分泌减少，随之出现的各种不适症状，使其更不易拥有优质的睡眠。以下一些日常保养适合每位更年期妇女提升睡眠品质。

1. 吃得清淡、避开咖啡因。盐分和咖啡因可能加重潮红的症状。过了中午之后，不宜再喝咖啡。

2. 每天至少喝 6 ~ 8 杯水，或视口渴程度多喝一些。足够的水分能舒缓潮红，避免因燥热而睡不好。但睡前 2 小时不要再大量喝水。

3. 吃高钙食物，如低脂乳制品、小鱼干、深绿色叶菜，或补充适量钙片，一方面减缓骨质流失，另一方面钙能镇静情绪、减轻焦虑，让人好入眠。

4. 睡觉时穿着透气吸汗的棉质衣服。

5. 不止脸部，全身的皮肤都需要加强保湿、滋润。洗完澡之后，把身体涂上乳液，锁住水分。

6. 试试躺在床上，把脚抬起来，靠在墙壁上 5 ~ 10 分钟。

7. 循环不好、怕冷而睡不好的人，可以在家里腾出一些空间，练习倒退走路，每天 20 分钟，训练脑部平衡功能、调整新陈代谢，走完后手脚会比较暖和。

8. 用手摩擦肩、手肘、手腕、髋部、膝、脚踝等各处关节生热，这些部位有许多重要穴位（尤其靠近手腕的"神门穴"），多摩擦带动气血循环。

睡眠欠佳男子发福

困扰许多中年男子发福现象与睡眠质量下降有关，这是美国芝加哥大学研究人员的新发现。

专家调查结果显示，男子 35 ~ 50 岁期间的睡眠基本稳定，但深度睡眠时间却大幅度减少。25 岁以下的男子的深度睡眠时间一般占总睡眠时间的 20%，年过 35 岁的男子深度睡眠时间却只占 5%。男子在深度睡眠中会制造生长激素，深度睡眠时间缩短会导致生长激素分泌减少。35 岁以上男子的生长激素分泌量比年轻时减少了将近 75%，此因可能是导致大多数中年男子发福的主要原因之一。

趴着睡对男性健康不利

有不少男性喜欢趴着睡。这种俯卧位的睡眠方式不但容易压迫内脏、使呼吸不畅，对生殖系统也有一定影响。尤其对年轻男士来说，危害更大。

首先，长期趴着睡会压迫阴囊，刺激阴茎，容易造成频繁遗精。频繁遗精会导致头晕、背痛、疲乏无力、注意力不集中，严重的还会影响正常工作和生活。年轻人本来就对阴茎刺激反应敏感，更不要采取这种睡姿。还有，频繁遗精的人也要当心这种睡姿加重病情。

另外，阴囊是男人的"小冰箱"，它需要保持一个恒定的温度，才有利于精子的生成。趴着睡会使阴囊温度升高，又不容易及时散热，所以对精子生长也有一定影响。尚未生育的年轻人尤其要当心。

采取什么样的睡姿比较好呢？一般来说，原则是不压迫内脏器官，有利于休息。建议男士采取仰卧位或右侧位睡姿，这样既不压迫精囊，也不压迫心脏（左侧位会压迫心脏），对身体最好。

裸睡让男性更自信

经常手脚冰凉的男性偶尔尝试一次裸睡，就会感到温暖、舒适，并很快入睡。裸睡还能减少衣物带来的束缚感，让人从被捆绑一天的感觉中解放出来，利于提高睡眠质量。针对目前全球都在蔓延的无性夫妻问题，日本大学社会福利科原木教授指出，裸睡还能提高性欲，帮助无性夫妇重新开始正常的性生活。他说："视觉上看得到，触觉上摸得着，就很容易产生性兴奋。另外，男性裸睡还可以让睾丸温度下降，精子变得更活泼，性欲望自然就增强了。"在研究男性性冷淡问题过程中发现，有了裸睡习惯后，男性在性生活方面能变得更加自信，夫妻生活更放得开，这对促进两性间的相互信赖，促进夫妻关系都有良好的帮助。

老人睡醒多病患，床上动作要缓慢

老年人睡觉醒来之后，发生中风的概率较大。其原因是老年人机体逐渐衰退，血管壁硬化、弹性减弱，当从卧位迅速变为直立位、由静态到动态，血流动力学发生突变，且生理功能不能很好调节，还有血小板的因素，导致血压急剧起伏，容易引起老化的脑血管血栓形成或破裂出血。老年人入睡醒后不宜立即起床，同时动作要缓慢，在清晨及晚间醒来后，应在床上坐着稍待片刻，然后再下床活动，避免血压骤变发生不测。

老年男性睡得少，雄激素水平下降

美国一项最新研究认为，睡眠不足会导致老年男性睾酮水平下降。睾酮是固醇类激素，在性欲、精力、肌肉量、骨密度和免疫功能等方面起着重要的作用。成年男性分泌的这种激素是成年女性的 20 ~ 30 倍。

科学家已经了解到一些有关睡眠质量跟老化和性激素之间的相互关系。例如：从二十多岁或三十多岁开始，男性的睾酮水平每年降低 1% ~ 2%，雄性激素水平的下降会对骨密度和新陈代谢造成不利影响。研究证明，年轻男性的睡眠缺失也会使性激素水平下降。

老人睡好三种觉

老年人的睡眠，可以分为大觉、小觉、打盹三种类型。三者加起来总的睡眠时间，60 ~ 65 岁者可在 8 小时左右；65 ~ 85 岁者可在 9 ~ 10 小时；而 85 岁以上者，则每天可睡 10 ~ 12 小时。三种睡眠细微的差别：

大觉　是指晚间较长时间的睡眠。随着季节、气候变化以及年龄的差别不同，各人的睡眠习惯各有不同。但一般来说，老年人每天的晚间睡眠应保持在 7 ~ 8 小时为宜。

小觉　是指白天中最长时间的睡眠，如午睡。小觉的时间在 1 ~ 2 小时，根据年龄不同又可细分：65 ~ 70 岁的老人，夏天每天睡小觉 2 次，可于上午 9 ~ 10 点和下午 2 ~ 4 点之间各小睡 1 次，每次 1 小时左右；70 ~ 85 岁的老人，则以睡 90 分钟为宜。在冬季，昼短夜长，晚间睡眠时间较长，因此在下午 2 ~ 3 点时小睡 1 次，时间约为 1 小时。

打盹 是指白天时间很短的小憩状态。老年人在静止不动时，常常会打盹。每次 10 ~ 20 分钟即醒。打盹之后，人的精神又可重新振作起来。

老人睡前五件事

刷牙 晚上临睡前刷牙，比早晨刷牙更重要，不仅可以清除口腔积物，并且有利于保护牙齿，对安稳入睡也有帮助。

饮水 睡前饮少量水或牛奶，能帮助老人度过一个安静的夜晚。

梳头 睡觉前梳头，最好梳到使头皮发热，这样可以疏通头部血流，能起到保护头发的作用，可早入梦乡。

洗脚 洗脚对大脑是一个良好的刺激，用温水洗脚，使血液下行，能起到促进入睡和消除疲劳的作用。

开窗 即使是冬天，临睡前也要开一会儿窗户，放进新鲜空气，有助于老人睡得香甜。

老人睡前不宜吃补品

保健品是补药，不是一般的食品，它们在老人体内消化时需要有更多的时间来保证吸收充分。再加上老人胃肠道功能及消化能力本来就很弱，在进入睡眠状态后更是如此，这种情况下，如果服完保健品立即睡觉，就会影响胃肠的消化和吸收，很难使其发挥出理想的效果。有时，强行服用不但起不到良好的效果，还会增加胃肠的负担。一些吸收不了的营养物质残留在体内及动脉壁上，严重时就可能引发心脏病，及动脉硬化等病症。因此，睡觉前最好不要服用保健品。

老年人口干舌燥应改正睡姿

老年人睡醒后，经常感到口干舌燥，不少人误以为是唾液腺功能退化。其实，不当的睡眠姿势也容易造成口干舌燥。平卧睡眠时张口呼吸，或者用鼻口同时呼吸，津液很容易被全部挥发，建议出现这种情况的老人，不妨改睡眠的仰卧姿势，应采用"卧如弓"的姿势，并且最好右侧卧，尽量不要张口呼吸，适当垫高枕头。右侧卧的好处在于胃的出口在下方，有助于胃内容物排出，避免压迫心脏。

老人嗜睡谨防心脏病

有关研究表明，老人经常睡不醒并非是一件好事，其心脏病的发病概率很大。美国的研究人员发现，白天爱犯困的老人，尤其是老年妇女，较白天精力充沛者更容易罹患心脏病。大脑是人体的"司令部"，人体所进行的任何活动都离不开大脑的协调、指挥。由于脑细胞工作量很大，所以需要大量的氧气以及营养物质供应。心脏泵出的血液，差不多有 1/5 供给脑组织使用。在紧张工作时，脑组织对氧和营养物质的需求量更大。可见，大脑新陈代谢功能的正常与否和心脏的功能状况具有密切关系。当老年人白天总是睡不醒时，要警惕心脏病的发生。

其次，中老年人患脑动脉硬化、脑梗死、脑萎缩、脑血栓形成等各种脑血管疾病，都可导致脑组织暂时性贫血或缺氧而发生病变，影响大脑正常功能的发挥，出现"睡不醒"的现象。因此如果睡眠的节奏开始失常，说明大脑机能衰退，脑的老化改变了睡眠的节奏。

此外，老年人患有慢性肾炎、糖尿病、慢性肝病、甲状腺机能减退等各种慢性病，由于疾病的影响，体内代谢性有毒物质不能顺利排出体外，也会使大脑功能失调，出现"睡不醒"。

老人适度锻炼提高睡眠质量

美国科学家发现，适度的体育锻炼可提高老年人的睡眠质量。

斯坦福大学的科学家挑选了 43 名经常坐着工作，年龄在 50 ～ 76 岁的男性老人进行分组实验，这些老人都有睡眠障碍，每天最多能睡 6 小时，每次入睡至少需 25 分钟。

实验中，一个小组的老人每周进行一次两小时的健身活动，两次各 40 分钟的快走锻炼或骑自行车锻炼；另一个小组的老人则保持原先的生活和工作习惯不变。16 周后，参加锻炼的一组老人每天至少多睡 45 分钟，每次入睡时间减少 15 分钟，而未参加锻炼的老年人睡眠状况则没有改善。

午睡可防冠心病

有关研究表明，午睡是正常睡眠和清醒的生物节律的表现规律，是保持清醒必不可少的条件。不少人，尤其是脑力劳动者会体会到，午睡后工作效率会大大提高。国外有资料证明，在一些有午睡习惯的国家和地区，其冠心病的发病率要比不午睡的国家低得多，这与午睡能使心血管系统舒缓，并使人体紧张度降低有关。

德国专家们研究发现，人体除夜晚外，白天也需要睡眠。在上午 9 时、中午 1 时和下午 5 时，有 3 个睡眠高峰，尤其是中午 1 时的高峰较明显。也就是说，人除了夜间睡眠外，在白天有一个以 4 小时为间隔的睡眠节律。专家们认为，人白天的睡眠节律往往被繁忙的工作和紧张的情绪所掩盖，被酒茶之类具有神经兴奋作用的饮料所消除。所以，有些人白天并没有困乏之感。然而，一旦此类外界刺激减少，人体白天的睡眠节律就会显露出来，到时候会有困乏感。

午饭前小睡好

有专家提出一种新的午休方式——饭前睡。

传统的午饭后休息，使不少人都有这种体会：即睡醒后反倒觉得头昏脑涨，四肢乏力，周身酸懒。这是因为，人体的血液有一个较为恒定的指标，当人进食后，血流量就会向消化系统倾斜，以帮助消化食物，从而使供给大脑、四肢的血液相对减少。肢体和大脑得不到足够的氧气和营养素供给，而代谢的产物（如乳酸）也无法及时排除，从而引起一系列不适症状。新的午睡方法是，中午先吃点水果或牛奶，随即午睡半小时，再起来进餐。实践证明，午饭前休息半小时，比午饭后睡2小时更能有效地消除疲劳。

夏日午睡，减少心肌梗死概率

专家提醒，在炎热的夏季，中午适当休息可以使心肌梗死的概率减少30%左右。易发心肌梗死的高血压患者，在夏天夜间的睡眠质量下降，会出现夜间血压升高，加重心脑血管的损害。因此，病人一定要做好防暑降温，保证正常睡眠，中午要适当休息，以补充睡眠不足。研究表明，只要有30分钟左右的午睡时间，就可使心肌梗死的发病和死亡概率减少30%左右。

夏季午睡守则

午睡是对人体生物钟的一种科学调剂。然而，只有科学、有效的午睡才能为健康充电，否则会隐藏诸多祸根，还可能"睡"出病来。

午睡时间不宜太长　最佳时间是30～60分钟。由于深睡可恢复体力，浅睡有利于脑力恢复，故体力劳动者最好睡40～60分钟，脑力劳动者以半小时为宜。睡眠时间过长，醒后反而感到头昏脑涨，浑身无力。

调整心境，安然入睡　有诗云："不觅仙方觅睡方。"什么是睡方？即排除心中一切杂念，以获得最好的睡眠效果。

饭后不要立即入睡　因为刚吃了饭，消化系统正处于工作状态，此时午睡会降低消化机能，故应在饭后 30 分钟后再睡为宜。

要卧床而眠　不要伏案或靠在沙发上睡，这会造成吸入氧气不足，头部血流减少而出现"脑贫血"。若伏案而睡以手代枕，会压迫眼球，使手腿麻木，某些肌肉处于紧张状态而得不到充分的休息。

要选择好的环境　不要在喧闹的场合午睡，以免影响午睡的质量。也不要在屋檐下，过道里午睡，或露天迎风午睡，因人入睡后体温下降，肌肉松弛，毛细血管扩张，汗孔张大，被风一吹易受凉感冒或诱发其他疾病。

在身体感到需要午睡时午睡　只有需要午睡时才午睡，不提倡强迫自己午睡，更不要为了午睡而服催眠药。身体好或夜间睡眠充足者，不午睡一般不会影响身体健康。但是，对从事脑力劳动者、大中小学生、体弱多病者或老人，午睡是十分必要的。尽可能保持有规律的午睡习惯，定时睡，定时起。

入了秋也要重视午睡

秋季天气渐凉，有人就把午睡免了。其实，这种做法不可取。这是因为以下三点。

维持睡眠节律　俗话说："每天睡得好，八十不见老。"这是因为睡眠时，神经系统、循环系统、内分泌系统、肌肉各种神经反射活动较觉醒时均有明显改变，睡眠时免疫功能加强，利于抗病抗癌。入秋后，"秋老虎"也是说来就来，同样天气热、蚊蝇多，干扰睡眠节律，难以进入"睡得香"阶段。睡眠质量不好，会带来秋、冬季节体质的下降，抗病力减弱，所以除力求提高夜间睡眠质量外，还要有适当的午睡来补充。

进行"健康充电"　有人把午睡称之为"健康充电"。初秋仍然是昼长夜短，天气炎热，人们往往晚睡早起，到了中午，气温升高，身体的新陈代谢旺盛，能量消耗增大，人容易疲劳，特别是大脑更容易劳累，加上午饭后，胃肠蠕动需要大量的血液，人体皮肤血管受热扩张，也需要大量血液流入，这都会使大脑供血减少，使人产生疲劳。这时睡一会儿午觉，让大脑和全身各系统都好好休息一下，一方面补充上午消耗的能量；另一方面为下午的工作保持充沛的精力。科学家指出，午睡后，大脑更好用、更灵活、反应更快，精力更旺盛，情绪更高。

防病的需要　研究发现，成人睡眠不足4小时者，其死亡率比睡7～8小时者高180%。这一结果提示人们若晚间睡眠不足，而能在午睡中适当补充，将对身体健康大有裨益。睡觉可帮助消化，预防心肌梗死。据调查，每天午睡半小时可减少30%患冠心病的可能性，因为休息期间，心脏消耗和动脉压力都减少。

午睡宜松腰带

午饭刚吃过一会儿，正是胃肠道消化食物最繁忙的时候。为了消化食物，胃肠道除了分泌大量的消化液以外，还要不停地蠕动，胃的蠕动从食物进入胃后即开始加强。如果饭后马上午睡，而且腰带较紧的话，就会影响胃肠道的血液循环和消化液的分泌，妨碍胃肠道蠕动，影响消化过程的进行，对消化功能产生不良影响。因此要合理安排午睡时间，午睡时应注意放松腰带，以免加重症状。

以手代枕午睡有三大危害

危害一　由于趴在胳膊上睡觉，多处神经受到压迫，午睡时心中焦虑、睡不踏实。

危害二　趴着睡觉眼球受到压迫，午睡后通常会出现暂时性的视力模糊。如长时间这样，会造成眼压过高，使视力受到损害，久而久之会使眼球胀大、眼轴增长，形成高度近视，同时也容易增加青光眼的发病率。对于已出现轻微近视症患者、近视患者或戴隐形眼镜的学生危害更大。

危害三　趴着睡觉，长期压迫手臂和脸部，会影响正常血液循环和神

健康有方——动静相宜促健康

经传导，使两臂、脸部发麻甚至感到酸痛。如不加注意，时间长了会演变成局部性神经麻痹或使脸部变形。

哪些人不宜午睡

一些医学专家研究认为，有几种人不宜睡午觉。

年龄在 64 岁以上，且体重超过标准体重 20% 以上的人；血压过低的人；血液循环系统有严重障碍的人，特别是因脑血管变窄而常出现头昏头晕的人。这是因为，睡眠时心率相对缓慢，脑血流量减少，容易使这些老年人出现大脑暂时性供血不足，造成自主神经功能紊乱而引发其他疾病。所以，并不是所有的老年人都适宜睡午觉。只要白天不过度疲劳，能适量参加体育锻炼，生活有规律，晚上按时就寝，保证睡眠质量，白天就不必再睡觉。

午觉睡不好当心"伤了心"

据最新研究报告指出，爱睡午觉、天天睡，而且睡得又长又久的人，要注意心脏病发作的危险。喜欢打个盹、睡个午觉的人，也不必太紧张。因为研究人员认为，经常习惯睡午觉的人，主要是偏向静态生活，缺乏运动习惯的缘故。因此，增加活动，随时让自己动一动，反而会使精神比睡午觉更好。

如果生活紧张，已经到了非睡午觉不可的地步，建议这样睡午觉：每天午睡时间不要太久，才不会越睡越累。睡完午觉之后，马上起身洗把脸，动一动身体，再喝上一杯热茶，但不要喝含糖饮料，这样身体才不容易疲倦。

另外，老年人闭目养神、打个盹儿，几分钟后自动醒来，便显得精神多了。白天有打盹习惯者，晚上睡意来临时更易进入梦乡，也易睡得深沉。然而，专家提醒，白天打盹的次数不宜多，时间也不宜太长，一般白天打盹 2 ~ 3 次、每次 10 ~ 15 分钟才有利于健康。此外，注意不宜坐着打盹，坐着打盹时，会脑供血不足，醒来后会感到全身疲劳、头晕、腿软、耳鸣、视线模糊，如果马上站立行走极易跌倒，发生意外。上身也易失去平衡，引起腰肌劳损症，造成腰部疼痛。另外，易引起感冒，感冒又可诱发其他疾病。

饮食不当易致失眠

许多人认为，造成失眠的原因，与生活压力过大、心烦意乱等精神因素相关。其实每天的饮食以及饮食习惯如果不合适，也可能会在不知不觉中影响人的睡眠，让人夜间辗转反侧，难以入睡。容易使人失眠的饮食方式有以下几种。

胀气食物影响睡眠 某些食物在胃肠道中被消化分解时会产生大量的气体，让人感觉到肚子里面胀气，极不舒服。如果这些食物是在晚餐进食的，胀气的不适感就会影响到正常睡眠，令人难以入睡。所以晚餐少吃一些产气食物，这对于失眠的防治会有所帮助。容易导致腹部胀气的食物有：豆类、卷心菜、洋葱、绿花椰菜、马铃薯、红薯、芋头、玉米、香蕉、面包、饮料及甜点等。

辛辣食物干扰睡眠 晚餐如果进食了较多的辣椒、大蒜、洋葱等性味辛辣刺激的食物，这些食物中所含的刺激性成分会对人体的胃肠道造成不良刺激，让人感到胃部有烧灼感，从而干扰夜间正常的睡眠。

过食油腻难入睡 晚餐应该吃一些口味清淡、容易消化的食物，这样才能保证食物在睡觉前能够被消化，从胃肠道中排空。这样一来，人体的胃肠道才能闲下来，在夜间睡觉的时候好好休息，以保证第二天能够正常工作。如果晚餐吃得太多或者吃得太油腻，就会延长胃的消化排空时间，夜里无法好好睡觉。

兴奋性食物扰睡眠 一般人早晨少量喝咖啡、茶，或是可乐等兴奋性饮料，会刺激神经系统，使呼吸及心跳加快、血压上升，还会减少褪黑素（具有催眠作用）的分泌，可以帮助振奋精神。但是对于一些比较敏感的人来说，这些饮料会使其在夜间辗转难眠。

以酒助眠适得其反 许多人认为晚上喝酒会让自己睡得好。其实睡前喝酒反而会使睡眠的质量下降，使睡眠无法持续，一个晚上醒来好几次。这样会使人疲惫不堪，精神状况更加糟糕。

睡前两小时使用电脑易失眠

健康专家提醒，临睡前使用电脑会严重影响睡眠质量。在正常情况下，人们的体温白天高而夜晚低，二者温差大则容易获得深度睡眠。如果临睡前使用电脑，明亮的显示屏和开关程序的活动会对眼睛和神经系统造成强烈的刺激，破坏体温变化规律，使原本该降低的体温相对较高，进而影响睡眠质量，甚至出现失眠、多梦等睡眠障碍。

专家建议，应在睡前两小时停止使用电脑，卧室中不要摆放电脑、电视机或手机等物品以减轻睡眠不良的症状。

慢性失眠会导致糖尿病

长期的睡眠缺乏可能会导致人体应激系统激活或影响碳水化合物代谢，这两点都是导致糖尿病的重要因素，因此，长期睡眠不好或太少的人都容易患糖尿病。

人在睡眠不好或睡眠太少的时候，体内的皮质醇和肾上腺素将变得更加活跃，从而从多方面影响到人体对糖分的吸收，进而带来患糖尿病的后果。而一些已经罹患了糖尿病的患者，由于血糖高、口渴饮水多，导致夜间小便次数多，且心理负担过重，常常忧虑、心烦，这些都会反过来导致慢性失眠症（长期性失眠），糖尿病患者往往失眠越严重血糖越居高不下。糖尿病患者同时患有慢性失眠症的，在治疗慢性失眠时应选择不含依赖成分的中成药。

有助睡眠的食物

小米　性微寒，具"健胃、和脾、安眠"之功效。研究发现，小米中含有丰富的色氨酸，其含量在所有谷物中独占鳌头。色氨酸能促进大脑神经细胞分泌出一种使人欲睡的神经递质——5-羟色胺，使大脑思维活动受到暂时抑制，使人产生困倦感。另外，小米含丰富的淀粉，食后使人产生温饱感，可以促进胰岛素分泌，提高进入脑内色氨酸的量。小米熬成粥，临睡前食用，可使人安然入睡。

龙眼　其味甘、性温，具有补益心脾、养血安神之功效。临睡前饮用龙眼茶或取龙眼加白糖煎汤饮服均可，对改善睡眠有益。

莲子　莲肉味涩性平，莲心味苦性寒，均有养心安神之功效。《中药大辞典》称其可治"夜寐多梦"。研究表明，莲子含有莲心碱、芸香苷等成分，具镇静作用，可促进胰腺分泌胰岛素。

桑椹　其味甘性寒，能养血滋阴、补益肝肾。《随息居饮食谱》载："桑椹聪耳、明目、安魂、镇魄。"常用它来治疗阴虚阳亢引起的眩晕失眠。取桑椹水煎取汁，入陶瓷锅内熬成膏，加蜂蜜适量调匀贮存，每次 1～2 匙，温开水冲服。

葡萄　意大利科学家共对 8 种葡萄汁进行了检测，发现其中可能含有睡眠辅助激素——褪黑素。褪黑素是大脑松果腺分泌的物质，可以帮助调节睡眠周期，并能治疗失眠。

面包　面包能使失眠的人平静下来，安然入睡。这是因为吃了面包，胰腺就会分泌胰岛素，对面包所含的氨基酸进行代谢，而其中有一种叫色氨酸的氨基酸能引人入睡。

葵花子　含多种氨基酸和维生素，可调节脑细胞的新陈代谢，改善脑细胞抑制机能。睡前嗑一些葵花子，可以促进消化液的分泌，有利于消食化滞、镇静安神、促进睡眠。

核桃　味甘性温，是一种很好的滋补营养食物，能治疗神经衰弱、健忘、失眠多梦。取粳米、核桃仁、黑芝麻，慢火煨成稀粥食用，可用白糖

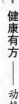

调食，睡前食用。

红枣 性温、味甘、色赤、肉润，具补五脏、益脾胃、养血安神之功效，对气虚弱引起的多梦、失眠、精神恍惚有显著疗效。

酸枣仁 可调节大脑的神经系统，敛气、宁心、养阴，能从根本上恢复大脑功能。它能使入睡加快，睡眠加深，睡眠时间延长。因此，它适用于单纯性失眠、多梦及失眠药引发的戒断反应。

蜂蜜 具补中益气、安五脏、和百药、解百毒之功效，对失眠患者疗效显著。每晚睡前取蜂蜜 50 克，用温开水冲 1 杯饮用。

牛奶 是理想滋补品，临睡前喝 1 杯，可以催人入睡，对老年人尤为适合。

糖水 人在烦躁时，由于大脑皮层高度兴奋，很难安静入睡。此时，如果喝上一杯糖水，便能很快进入梦乡。人喝糖水后，会在体内产生一系列化学反应，使大脑受到抑制而进入睡眠状态。

食醋 有些人因旅途劳累反而睡不着，遇到这种情况时，可在临睡前将一汤匙食醋倒入一杯凉开水喝下，它不仅能让人很容易入睡，而且睡得很香。

解除失眠五妙法

转移视线法 如在睡前看了恐怖电视或听了鬼怪故事而不能入睡，可找些引人发笑的幽默书刊翻翻，以放松精神，使紧张的心情恢复正常。

沉思入静法 在心情紧张激动的情况下，可在床上思索各种有趣的问题，如天上有多少星星，地上有哪些动植物等。如此逐一地想下去，可使人陷入沉思而入睡。

妄想自尊法 如遇见过猛兽或其他险情而难于入睡，可把自己想象为顶天立地的英雄，任何猛兽和险情均不在话下，从而使自己处于无所畏惧的状态而安然入睡。

设想自家法 若因改变环境而失眠，可躺在床上，关灯闭眼，设想自己是躺在自己家里的床上，屋里的一切都是自家的，像在自家一样睡去。

连续数数法 任何原因的失眠，都可以躺在床上，从1开始默默地连续往大数数，这样，可用数数排除各种杂念，进而渐渐入睡。

失眠者别为睡觉而睡觉

失眠患者往往认为睡眠是人生第一重要的事，整天想的就是怎样才能睡好觉，不理解睡觉是为了保证健康，也就是说，睡觉并不是人生的目标。

其次，睡眠也是人身体的自然反应。困了就想睡觉，不要人为控制它。有的人特别怕睡不着觉，有的总怕半夜醒来难以入睡，越怕就越清醒，结果形成恶性循环。正常人也会由于各种原因半夜醒来，不同的是，正常人并没有害怕，而是完全接受自己的自然状态，很放松。对待失眠，应该采取顺其自然的态度：想去吧，我今天不打算睡觉了！结果，当不控制情绪和思维时，20分钟后自然而然就会入睡了。

第三，许多失眠者总觉得自己晚上觉没有睡够，一有时间就要补觉，白天睡得越多，晚上就越睡不着，而且也没有心思去参加娱乐活动。正确的做法应该是如果头天没睡好，第二天白天千万不能睡。不能午休，杜绝自己打瞌睡，一分钟也不要。与此同时，多参加户外体力活动，劳其筋骨才能放松心情，尤其是睡觉前不要让大脑处于兴奋的思考状态，应提前散散步或爬楼梯、跳绳、洗衣服、拖地等，做些简单枯燥乏味的体力活动，感到累了、困了再上床睡觉，然后顺其自然地进入睡眠。

不靠谱的催眠药

催眠药主要分为抗焦虑剂与巴比妥类，这也是它最"不靠谱"的根源，因为两者都会对大脑产生抑制作用，主要是服用催眠药后的隔天容易出现昏沉感，即便睡了很久还是会感觉睡不够。

【催眠药五宗"罪"】
就目前常用的催眠药来看，其主要副作用包括以下五个方面。

依赖性 由于反复或长期摄入某种药物，会造成对于该药物的依赖性，而且这种依赖不仅表现在身体上，精神依赖是更可怕的。

耐受性 用药物来治疗失眠的过程中，最常出现的就是对药物的耐受性，药物疗效变得越来越差，这与长期反复服用同一种药物有关。如果觉得服用催眠药后，早晨很难醒来或安眠效果不再明显，都必须与医生商量，这可能是到了需要换药的时候。

宿醉作用 服用催眠药后，失眠虽然会得到改善，但在应当睡眠的时间之外，仍会有昏昏欲睡的感觉，特别是在第二天，会出现头晕、头痛、嗜睡、恍惚等精神方面的副作用。

记忆力的损伤 这可能是很多催眠药长期服用者最容易出现的后果，药物影响认知功能，产生遗忘症状。

戒断症状 若突然地停止用药，很容易出现一系列的戒断症状，这和戒烟或戒赌后出现的戒断症状是一个道理。反弹性失眠就是其中最常见的一种，长期用此类药物的人突然停药的当晚可出现失眠。

【让催眠药"靠谱"的方法】

万不得已时再使用 小剂量、短期服用催眠药是治疗失眠的有效方法之一，但不要把它当成是治疗失眠的唯一方法。长期滥用会形成药物依赖而不能自拔。

换药 如果服用催眠药后出现宿醉现象时须换药。有些人服药后做噩梦的概率大约在 10% 左右，使其睡得更不安稳，失去了服药的意义时，换药是一个行之有效的办法。

对症选药 躺在床上翻来覆去睡不着的病人应选用起效快、消除快、无蓄积作用的短效类药物。有些患者入睡较快，但睡不香，夜间易醒和次晨早醒，应选用中效催眠药。这些药物能延长睡眠时间，醒后又无不适感。而夜间失眠、白天焦虑的人可选用长效镇静催眠药。

逐渐减少药量 失眠患者不能骤然停药。一般来说，每天服药超过两片以上的患者，要逐渐减量，大约每隔两三天减一半的剂量比较合适。

心理治疗 长期服用催眠药，会造成较严重的后果，那就是可能发展成老年痴呆症。患者应接受心理医师的指导，进行认知疗法，或经常做自我暗示，树立"我可以不需要催眠药就能睡好"的信念，摆脱对催眠药的依赖。

失眠者慎用"沙星"

喹诺酮类药物属于合成抗菌药物，又被称为沙星类药物。比如常用的诺氟沙星胶囊、氧氟沙星片等都属于此类药物。由于喹诺酮类药物分子结构上的特性，使其具有一定脂溶性，能透过血脑屏障进入脑组织，故可出现中枢神经反应。因此，失眠患者慎用本类药物。

睡眠疾病知多少

很多人认为，睡眠疾病就是睡不着，其实这是一种误解。目前国内比较权威的分类如下：

失眠症 指持续相当长时间的对睡眠的质和量不满意的状况。对失眠有忧虑或恐惧心理，可形成恶性循环，从而使症状持续存在。

嗜睡症 白天睡眠过多，并非睡眠不足所致，不是药物、脑器质性疾病或躯体疾病所致，也不属某种精神障碍（如神经衰弱、抑郁症）。

睡行症 通常出现在睡眠的前 1/3 段的深睡期，起床在室内或户外行走，或同时做些白天的常规活动，一般没有语言活动，询问也不回答，多能自动回到床上继续睡觉，次晨醒来不能回忆，多见于儿童和少年。

夜惊 幼儿在睡眠中突然惊叫、哭喊，伴有惊恐表情和动作，以及心率增快、呼吸急促、出汗、瞳孔扩大等自主神经症状。通常在晚间睡眠后较短时间内发作，每次发作持续 1 ~ 10 分钟。

梦魇 从睡眠中被噩梦突然惊醒，对梦境中恐怖内容能清晰回忆。通常在夜间睡眠的后期发作。

睡眠中，这些"毛病"不可忽视

人们通常认为，只要睡得着、睡得香就是睡得好，殊不知熟睡中表现出的一些小细节，往往是某些疾病的前期征兆。

打鼾 睡眠专家指出，小舌下垂、呼吸道受阻、年纪大、肥胖等因素都会造成打鼾。经常打鼾者可能患有睡眠呼吸暂停综合征，睡觉时呼吸道会暂时阻塞，甚至有猝死的风险，还有可能因此患上心脏病、中风等疾病。如果轻度打鼾，可以尝试将枕头垫高一点，保持侧睡，并养成睡眠时用鼻呼吸的习惯。打鼾严重则需要到医院睡眠呼吸诊疗科做检查。

出汗多 低血糖、甲亢、糖尿病患者都有睡觉时大量出汗的特征。对这类患者，应确保室内温度适宜，通风良好，还要留意身体其他部位是否有不良反应。

磨牙 磨牙主要由心理因素引起，惧怕、愤怒、敌对、抵触等情绪隐藏在潜意识中，会周期性地以各种方式表现出来，磨牙症就是其中之一。此外，咬合不协调也是磨牙症的原因。经常磨牙者应及时治疗，防止因牙冠过度磨损而引起颞下颌关节紊乱等并发症。

流口水 异物反应会造成流口水的现象。比如装假牙会刺激腺体分泌唾液，口腔溃疡造成黏膜疼痛，也会使唾液分泌增多。老人常流口水可能是中风的前期表现，家属应格外小心。

夜尿多 夜间尿频、尿多，可能由前列腺肥大、盆腔等器官炎症的刺激与压迫导致，而且这些病症都是老年人的常见病。所以，夜尿多的老人应到医院去做一下泌尿系统，及进行生殖系B超、肾功能等检查。

睡眠中易发生的疾病

脑血栓 血压较高、血管已硬化的老人睡前须服抗凝血药以预防睡眠中脑血栓的形成。

心力衰竭 由于睡眠时身体呈水平状，心血量会随之增多，由此造成心脏负担的加重并引起心力衰竭。这类患者不妨"高枕而卧"或采用半躺半卧的睡姿。

消化道溃疡 入睡后胃炎患者往往还会分泌过多的胃液，致使胃疼加剧，并引起消化道溃疡加重的恶性循环。不妨睡前服用抑制分泌胃酸的药物。

下肢骨质增生 睡眠时下肢骨质增生引起的疼痛感可能会加重，不妨将足部稍稍垫高。

腰疼 腰疼患者晚间腰疼难忍，不妨睡时在腰下垫上枕头。

呼吸困难 由于体位的变化，感冒、鼻炎、哮喘病患者都可能感到胸闷气急甚至呼吸困难。最好睡前服用有关药物，或改变平卧的睡姿。

心脏病人不宜多睡眠

有些患心脏病的老人总认为，休息越多越能长寿。其实，这是一个误解。美国心脏病专家对 40 ~ 80 岁的男女做了 80 万份调查，两年后再分析这些人所填的调查表，并与他们的现状进行比较，发现每晚睡眠 10 个小时的人比睡眠 7 个小时的人，因心脏病死亡的比例高一倍，因中风而死亡的比例则高出 3.5 倍，这说明睡得太多并不好。这是因为睡眠时血液循环缓慢，会增加循环血凝块的危险。

另外，专家还指出，睡眠时间太长也可能是动脉硬化的征兆。因此，老年朋友不要睡得太多，以防不测。

喝酒导致睡眠呼吸障碍

日本科学家进行的一项大规模调查表明，平常喝酒的人比不喝酒的人更容易出现呼吸道狭窄和打呼噜的现象，并易患睡眠呼吸障碍。研究小组对 1400 名 40 ~ 60 岁的日本男性，进行了包括日常饮酒情况、脉搏跳动次数和血液中氧饱和度的调查，结果表明，喝酒最多的（每日喝 0.3 升日本酒）患睡眠呼吸障碍比不喝酒的高 3 倍。专家认为，酒精可以使支撑下颌的肌肉松弛，进而使呼吸道处于受阻状态。因此，减轻睡眠呼吸障碍症状，不仅要减肥，同时还要注意戒酒。

爱打鼾睡前 4 小时别饮酒

对于爱打鼾的人来说，睡前 4 小时一定要少喝酒。打鼾是由于睡眠时上气道平滑肌的活性降低，不能保证上气道的通畅，造成上气道阻塞。而酒精有兴奋作用，在睡眠时能够增加睡眠深度，降低上气道肌肉的活性，加重呼吸道梗塞的程度，这样容易使大脑缺氧，造成呼吸暂停。

"打鼾"易诱发男性性功能障碍

打鼾，在许多人看来是熟睡的表现，实际上鼾声中潜伏着许多危险因素。专家介绍，打鼾可直接影响睡眠质量，不仅是糖尿病、高血压、动脉硬化等疾病的诱因，而且还会诱发男性性功能障碍。

鼾症患者因夜间反复缺氧，而使阴茎缺乏足够营养及氧气，海绵体受损而影响勃起功能；缺氧还使大脑皮层功能受到抑制，导致困倦、乏力、嗜睡；同时血液中维持男性性欲、第二性征和勃起功能的睾酮水平下降，从而导致缺乏性欲。越来越多研究表明，鼾症患者病情越严重，其勃起功能就越差。

减少打鼾十法

睡眠时如果仅仅是鼾声如雷，没有憋气现象，醒来时神清气爽，属于良性鼾症；如果有睡眠憋气现象，则有可能患有阻塞性呼吸暂停综合征，必须接受检测。

医学专家指出，采取以下几项措施有助于减轻鼾症。

减肥 以往的研究证实，部分中老年人减轻体重可停止打鼾。

戒烟 可以避免由于吸烟引起鼻部和气道的阻塞。

避免消夜饮酒 睡眠前饮酒进食过多可以引起肌肉松弛。

垫高床头 不只是垫高头部，而是整个上半身。

侧卧入睡 适合于温和型鼾症者，可以在睡衣的背部缝一个口袋，装入一个网球，当仰卧时会因感到不适而引导患者在睡眠中侧卧。

防治过敏性鼻炎或感冒 减少过敏引起的打鼾。

白天唱歌 英国埃克塞特大学的研究报告显示：唱歌能提升呼吸道肌肉，增加空气的摄入量，从而有效减轻鼾声。每个白天都唱 20 分钟，晚上鼾声便会减轻。

白天不要过度劳累 身心的过度操劳会导致精神和肌肉的紧绷和疲惫，如果白天工作特别忙碌，在睡前最好先舒缓一下身心，可以洗个温水澡、按摩、听听柔和的音乐等，再入睡，这样会睡得比较安稳。

睡前不要从事刺激的活动 睡前的活动最好以柔缓的为主，不要让情绪太过激昂，因为神经无法立刻放松，使得晚上不能安安稳稳地休息。

不用催眠药 服用安定等药物虽然可以使人入睡，其副作用却会使颈部肌肉松弛而加重打鼾。

运动
与健康

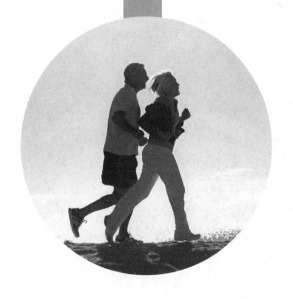

运动可产生新脑细胞

多数人在 30 岁左右开始随着年龄增长出现记忆力衰退。美国研究人员的一项报告指出，运动有助于促使与记忆和遗忘相关的大脑部位形成新的脑细胞，从而增强脑力。研究人员利用核磁共振图像扫描仪观察人在运动前后的大脑变化，他们发现人在运动的时候会产生新的脑细胞。

运动让人变聪明

德国弗莱堡医学院神经学专家说，体育运动虽不能绝对保证高智商，但能改善大脑功能。神经中枢在人的一生中都具备神经干细胞再生功能，这种功能是可以通过身体的运动进行刺激和改善的，脑部的神经最容易被体育运动激活。

运动可提高感知能力

感知是一种心理能力，是通过感觉器官使事物在意识中直接得到反映。体育运动可以促进人的感知能力的发展。经常参加体育运动的人，视野开阔、听觉灵敏、运动感知觉准确。实验表明，水平高的篮球运动员在视野、判断能力等方面都优于一般的人。

爬山是大众喜欢的锻炼项目。人们常讲，爬山可以开阔视野。这里的视野经常作为见"世面"来理解，或者认为是登高看远。其实，爬山过程中对爬山路径的观察、判断与选择，也是锻炼视觉的过程，锻炼判断的能力。

玩沙壶球可以锻炼肌肉对不同台面、球的重量、摩擦系数、距离等的感知能力。经常做这种活动，可以提高人的肌肉感知能力，使人动作更加精细、准确。

为什么要提高人的感知能力？因为感知能力是人的基本生存能力之一，是人需要发展的基本能力。盲人、聋哑人就是因为部分感知能力的缺失，使生存和发展受到影响。为什么要通过体育发展人的感知能力？因为体育是发展人的感知能力最好的方法之一。同时，从体育活动中获得的对重量、空间距离、时间、节奏等的良好感知能力，可以提高生活和工作中的同类能力，例如视野好的人过马路就更安全等。

运动可提高视力

临床观测发现，目前学生缺少运动、体质下降已经直接导致视力下降。

7岁左右的孩子是身体器官开始发育的关键期，如果缺少足够的户外体育运动，造成的不仅是形体、性格和心理等方面的缺陷，更可能导致身体器官发育异常，这也包括眼球的发育。这是因为眼球在体育运动中没有得到快速运转，视线远近交替锻炼不够，只是在近距离范围用眼，眼球的发育就会出现异常——眼轴长增加、睫状肌痉挛收缩等，从而导致眼睛近视。身体发育需要足够运动作基础，保持视力正常也同样需要运动。

运动可改善骨质疏松症

单纯用钙剂治疗骨质疏松不尽满意，但是通过踢毽子、跳绳、仰卧起坐、举哑铃等运动，可改善骨膜的血液循环，使骨密度增强。另外，踢毽子、跳绳还可使尿道、阴道、肛门等括约肌变紧，防止因以上肌肉松弛而产生的尿急、脱肛等。

运动缓解抑郁

步入老年后，有的人会产生以情感抑郁为主的一些症状，常有自卑感、头晕、胸闷、失眠甚至欲自杀。运动可以解除各种疑虑，减轻以上症状，尤其是健美操，肢体随着音乐旋律活动，身心均能得以舒展，使神经、内分泌、免疫三大系统平衡，使人的应激能力增强。

少量多次运动降血压

亚高血压是指一个人的血压高于正常值但还没到高血压的程度。对亚高血压患者来说，与单次长时间锻炼相比，多次短时间运动可以更有效地降低血压。对这些人来说，一周做几次 30 分钟的"适度剧烈"运动是较好的疗法。

美国研究人员发现，每隔 1 小时骑 10 分钟自行车，连续 4 次之后，降低血压的效果比单次骑 1 小时的效果更好。研究者们让 20 个人做 4 次短时间锻炼，1 周后做 1 次长时间锻炼。结果发现，在单次长时间锻炼之后，参加者的收缩压和舒张压能保持低值 7 个小时。而在做了一系列短时间锻炼之后，收缩压保持了 11 个小时的低值，舒张压保持低值 10 个小时。

每天运动 10 分钟保护心脏

美国科研人员发现，55 岁以后运动过量会损害心脏健康，而缺少运动同样对心脏有害，最佳运动为每天 10 分钟散步、做体操等中轻度活动，这样才能起到保护心脏和增强心功能的作用。科研人员将 400 多名中老年人分为 4 组：第 1 组不做任何运动，第 2 组每天运动 10 分钟，第 3 组和第 4 组分别运动 20 分钟和 30 分钟，半年后发现每天运动 10 分钟的中老年人，比其他组的人心脏功能明显增强。

适量运动防中风

适当的运动包括各种力所能及的体育锻炼可以强身健体，增强机体的抵抗力和免疫力，改善循环功能而有利于中风的预防。但是，对于已经有一种或多种中风危险因素的人，特别是有先天性动静脉畸形、动脉瘤、动脉粥样硬化引起的动脉壁透明变性的病人，剧烈的、超量的运动或用力过猛引发的心跳加快、心脏收缩力增强、心搏出量增多及血压升高等情况，可以导致原来就有病损的脑血管破裂而发生出血性中风，导致不良后果。此外，由超量运动引起的过度疲劳、出汗过多、体虚力衰还可以诱发缺血性中风。因此，对患有高血压、糖尿病、心脏病、血友病、先天性血管畸形的病人，运动要强调适度的原则，一定要力所能及，可以参加一些如太极拳、慢跑、散步等运动，切忌做高强度、大运动量的运动，并且要注意劳逸结合，安排好生活与工作、运动与休息的关系，以预防中风的发生。

头低位运动防中风

人类的头高位活动习惯，在促进大脑皮质迅速进化的同时，却大大减弱了脑血管的承压能力，以致脑血管硬化、破裂或阻塞而引起中风，成为人类特有的主要致死原因。

有意识地进行一些头低位运动，可以恢复大脑血管承受压力的潜能，对防止中风、提高生命质量与延年益寿极为有益。例如，气功中的头平位、头低位运动很多，"八段锦""练功十八法""五禽戏"均是。又如，最简便易行的则是弯腰低头动作，就能起到锻炼效果。再次，日常生活中的许多家务活，如扫地、种花、拖地、弯腰搓洗衣服等，都含有弯腰低头的动作，弯腰拾起物品，刷牙时俯身低头，也都是头低位运动的良机。

经常运动不易患乳癌

美国研究人员发现，经常进行身体活动可降低女性患乳腺癌的危险。

研究人员说，对中老年女性而言，经常运动的确很有效，可使患乳腺癌的危险减少 20%，而且对不同种族人群的效果相同。

与家族中患有乳腺癌者具有最亲密血缘关系的女性，比如母亲、姐妹或女儿，运动量必须加大，每周平均做 3 小时以上才会有效果。

该研究结果意味着，在女性的一生中，经常进行有规律的运动能降低患乳腺癌的危险，而且运动与乳腺癌危险之间并没有种族上的差异。

针对性运动助长高

悬垂摆动和引体后悬垂 利用单杠或门框，高度以身体悬垂在杠上、脚趾刚能离开地面为宜。两手握杠，手间距稍大于肩宽，两脚并拢，随着身体前后摆动，幅度不宜过大，时间不宜过久。练习最好安排在每天早晨，引体向上时，正、反握杠交替进行。引体时吸气，下落时呼气，身体尽量松弛下垂，停 15 秒。身体向上的次数，男孩每回做 12 ～ 15 次，女孩每回 2 ～ 5 次，每天做 4 ～ 5 回。

跳起摸高 跳起用双手去摸预先设置的物体，可以是树枝，或是墙上的某块砖；也可在足球门框下吊一球，跳起来顶球。双脚连续跃 10 次，每天做 2 ～ 3 回；休息片刻用左脚或右脚分别单足跳跃，方法同上。

球类练习 经常做跳跃性球类运动和游戏。如打篮球时积极抢篮板球，跳起投篮；打排球时多练扣球、拦网、鱼跃救球；踢足球多做跳起顶球动作。

游泳 在水中尽力伸展双臂和双腿，游蛙泳和自由泳时上臂使劲前伸，游蛙泳用力向后蹬腿。每周游 3 次。

运动有助癌症患者坚持化疗

德国医学专家通过临床实践证明，对于化疗病人可以采取鼓励病人散步等积极运动的方式，增强病人战胜疾病的信念，提高病人生理和心理承受能力。

专家们认为，运动锻炼之所以能带来如此好的效果，是因为适当的运动有助于转移病人对病患的注意力，纠正其不良精神状态；运动增强了病人的体质，有助于改善其心脏和血液循环系统的功能；运动还激活了病人机体的免疫机制，增强了他们自身的抗病能力。因此，适当的运动锻炼是帮助癌症化疗病人顺利渡过化疗期的良好选择。

力量训练可使肌肉"返老还童"

美国研究人员发现，力量训练不仅能使青壮年的肌肉更加强壮，对老年人也同样有效。

研究人员从一组健康青壮年和老年人身上提取了一些肌肉组织样本，发现老年人肌肉组织中线粒体的机能受到了损伤。线粒体位于细胞内部，是细胞的"发电站"。但14名老年人进行了6个月的力量训练后，研究人员发现他们肌肉的基因表达谱看上去更加年轻。研究人员据此认为，力量训练会影响老年人肌肉的基因表达水平，让老年人的肌肉"返老还童"。

运动促进长寿

一项新的研究发现，对于65岁以上的老年人来说，不论是快步走、溜冰、游泳、骑脚踏车，还是慢跑等运动，即使每星期只运动一次也没关系，因为每星期运动一次的人，比从来都不运动的人寿命要长40%。

运动的心理效应

改善情绪状态　运动对人的情绪状态具有显著的短期效应和长期效应，外国学者对运动后的被试者立即进行测量，结果发现他们的焦虑、抑郁、紧张和心理紊乱等水平显著降低，而精神愉快程度显著提高。研究发现，规律运动者与很少不运动者相比，很少产生焦虑和抑郁情绪。

完善个性特征　A 型行为特征主要表现为急躁、争强好胜、易激动、整天忙忙碌碌、做事效率高。大多数研究显示，A 型行为特征是产生冠心病的一个重要因素。而气功、太极拳等健身方式，具有改变 A 型行为特征的作用。

改善认知活动　国内外的学者研究表明，运动能改善人的认知过程（如反应时间过长、注意力不集中、思维混乱等），尤其对于改善老年人的认知过程更为明显一些。研究表明，太极拳和太极剑比慢跑更能有效地延缓被试者认知功能（如复杂反应时间和注意广度）的衰竭。

心理治疗效应　美国的 1750 名心理医生中，有 80％ 的人认为运动是治疗抑郁的有效手段之一；60％ 的人认为应将体育活动作为一种方法来治疗焦虑症。焦虑症患者参加散步或慢跑锻炼，会明显增强处理应激情景的能力，运动后病人焦虑反应明显降低。有氧运动或不强烈的体育活动，有助于降低轻度或中度的抑郁情绪。

运动治病有奇效

有氧操治牙周病　长期以来，人们都只注意到有氧健身操对于人体肌肉、心肺和呼吸功能的好处，但最新研究发现，有氧健身操还能保护牙齿健康、治疗牙周疾病。

太极拳治抑郁症　美国波士顿塔夫茨大医学中心的一项研究结果表明，练太极拳的人渐渐会进入一种冥想状态，这种冥想状态会令人心情平静、思绪平稳，焦躁和紧张的感觉都相应减少，同时人的血压也会降低。

跑步减轻关节肌肉疼痛　斯坦福大学的一项研究结果表明，有规律的跑步运动不但不会伤害关节和膝盖，还能保护脆弱的膝盖免遭损伤和疼痛。研究小组发现坚持做有规律跑步运动的成年人与不跑步的成年人相比，在老年后患骨骼和肌肉疼痛的可能性要小约 25%，患关节炎的可能性也小很多。

游泳治月经前综合征　科学家的最新研究表明，月经来临前的一段时间进行一项运动不仅不会导致身体不适，而且能够大大减轻这一不适症状，这就是游泳——在月经周期前的第 14 天起，也就是女性排卵期及其后，游泳能有效缓解月经前的不适感，并且对痛经也有很好的疗效。

体育运动要均衡

第一，要注意全面性，不宜采用只使某一肢体或器官负荷过重的活动。

第二，对速度和力量的要求不宜过高，不做引起体内生理变化过大的活动。注意动作要有节奏、缓慢、简单些，动作中要避免突然的前倾、后仰、甩头、低头、急转等动作。

第三，运动时呼吸要自然，尽量避免憋气和过分用力的动作。

掌握健身"密码"

10 分钟　每天只要 10 分钟的静坐，就能解除压力，恢复活力。选一个安静的角落，把手机、电视都关掉，试着让自己安静下来，只专注呼吸，慢慢地吸气，用 10～15 秒的时间将气吸进丹田（小腹下方），再以同样的速度慢慢将气完全吐出，尽量排除杂念。

130 下　运动强度如何控制？如果不会算公式也不要紧，请记得每分钟心跳至少达到 130 下。当做完热身进入运动状态，你可以摸摸自己的脉搏，每 10 秒有没有超过 21 下，到达此数才算是做了有氧运动，燃脂效果最好。

20%　人的脑袋只占体重的 2%，但是却要消耗摄入氧气的 20%。这就是为什么长时间坐办公室用脑过度的人容易疲倦的原因。要改善这种长期坐姿带来的慢性疲倦，需增加身体的摄氧能力，比如每周至少 30 分钟的运动。另外，可以试试下面的诀窍：与其 1 ～ 2 个小时才休息 10 分钟，不如每 15 ～ 20 分钟小小伸展 15 ～ 30 秒。可以站起来转转腰，做几个扩胸动作，或者让眼睛离开电脑、电视、全身放松。

3+1 如果只有短短的 15 分钟用来健走、如何增加燃脂效率？小秘诀是：在每 3 分钟健走后加上 1 分钟跳绳。没有绳子在身边也没关系，就算原地跳跃，效果也是一样的。

运动最好多样化

习惯运动不利于平衡人体机能 许多"习惯"式的运动，太重复习惯性动作，对平衡人体机能少有益处。如多数人自打学会走路，基本上都是两眼盯着路往前走，很少倒退着走、侧着身走。这就固定了人体为实现这种功能所设置的诸如肌肉、骨骼、筋脉等部位的运用和滋养，使这些部位长期处于紧张状态负荷过重而形成劳损，而无关部位或得不到运动，或仅仅受到连带而运用不充分，更谈不到锻炼和滋养，使这些部位的气血运行、神经脉冲经常处于沉寂状态，久之，其筋脉骨骼必然会失去丰润和坚强。

运动最好"反复无常" 健身专家警告说，习惯锻炼不分好坏，关键是不要被它长期控制和左右，不要"从一而终"。沉溺其中不能自拔，或者干脆把所有的习惯都摒弃改掉。最好养成一个不断改变自己原有习惯的习惯，养成"反复无常""来去无定"的习惯，让每个习惯都能在人身上良性循环，时常变化，成为人体健康的"好伙伴"。

另外，改变锻炼身体的强度和时间，也是运动多样化的一个方面。每项运动使用不同的肌肉，或以不同的方式使用同部位的肌肉，运动多样化能更全面地使身体健康。如果第一天做长时间缓慢的锻炼，第二天则应缩短时间、增加强度。

明确目的，选择运动

每人每天到底需要多少运动量？这是个因人而异、因目的而异的问题。

希望健康些　一般来说，最好每天，至少也应每周有5天，做30分钟的中强度运动，这样能预防心血管、糖尿病等疾病的发生。每天半小时的运动量可一口气做完，也可分两三次做。跑步、爬楼梯、跳绳、跳舞都已属中强度运动。

希望长寿些　一般来说，要达到此目的，每周至少燃烧1500千卡的热量，运动强度较大，并要做到坚持不懈，如参加跑步、健美操、游泳等。有证据显示，急步一小时可消耗300卡路里，跑步一小时可消耗600卡路里。

希望减肥苗条　那么每周必须有3～5天，每天有一小时连续的高强度的健美运动，每天必须消耗500卡路里以上的热量。

当然，不管每个人的动机如何，尽量腾出时间做些运动，即使是5分钟，或者每周只运动一两次，也不比运动强得多，运动对身心总会有益处。

不同身材选择不同的运动

专家建议，体形特征不同的人应该采取与之相应的运动方式，这样才能更利于自身的健美，达到既健康又美丽的目的。

瘦弱、脂肪少、肌肉力不强、体力不佳型　往往内脏器官也不太健康。运动时，应该先慢慢锻炼好基本体力，逐渐强化肌肉力量、持久力及身体柔软度，再进行重量训练，参加有氧运动、跳绳、游泳等动态运动。瘦弱型的人要特别注意饮食，以增进内脏机能、增强肌肉力量，还要多摄取维生素。

看起来弱，但却有很多脂肪型　肌肉力量和内脏器官的功能往往不强，体力不好。这类人适合的运动是步行、爬楼梯、跳绳、游泳等能使脂肪燃烧的运动。饮食应该避免暴饮暴食，少吃甜食，少吃脂肪含量高的食品，摄取高蛋白食品。

体重在标准体重范围内，但其上臂部、臀部以及腹部到大腿的脂肪超过标准型　只要肌肉和关节没问题，可参加任何运动，如打球、游泳、骑马等，有氧运动更好。如果平时不是经常运动，不能突然剧烈运动。应该在做每项运动前，先做做热身运动和体操，强化肌肉力量。饮食上只需注意营养均衡、适度摄食、少吃夜宵，不过量摄取含脂肪多的食物即可。

体重过重，几乎没有肌肉，骨骼支持能力弱化型　日常生活中，爬几级楼梯就会"气喘如牛"。这类人应该多种有氧运动和多游泳，可以消耗脂肪。常做静态的伸展运动，以强化肌肉骨骼。还要提醒的是，由于肥胖者有高血压的倾向，请在运动前先量血压，并注意动作的正确性，不要做过度激烈的运动，身体状况不好就要停止运动，不可操之过急。饮食上绝不能过度节食。一天可吃 2000 ～ 3000 千卡热量的食物，以保证营养均衡。不能急剧减少糖分，以免血糖下降，增加空腹感。

体育锻炼有"七必"

练必有度　这是说运动的量既不可长期"不足"，更不可长期"过头"。

练必有时　活动的时间大体分晨间、晚间、自择的固定时间三种。不管实行哪种锻炼时间，均求相对稳定。

练必有道　主要包括"三符合"——使健身锻炼符合自身情况、时令特点、环境条件。

练必有法　要选易记、易行的锻炼法，最好是参考古今经验，自编一套适合自己实际需要的"自家锻炼法"。

练必有恒　一定要坚持"全天候"和"全身心"锻炼，决不能"三天打鱼，两天晒网"，决不能三心二意。

练必有养　因为老人易疲劳而难恢复，所以必须坚持"练养结合"；适当休养，可以松其筋骨而宁其心神；适当营养，可以使"肢体平稳"，身心双健。

练必有验 就是要对自己从事的健身锻炼进行效验方面的检验，从而进行必要的改进，以保持锻炼的高效性。

运动健身八字方针

快乐 选择自己喜欢的健身项目，可以从中得到无穷的乐趣，健身、健心效果都会很显著。千万不要人云亦云，自己并不喜欢，因为大家都说好就咬牙坚持，这样做的结果是坚持不了多久也就放弃。有了兴趣、爱好，才能自觉、主动、积极地参加健身活动，并在活动中学到健身知识。

适合 老年人参加健身活动，主要的目的就是强身健体、祛病延年。一定要结合自身的健康状况，以及周围体育设施、环境、生活条件等因素，选择最适合自己的锻炼方式。因地制宜的运动可以帮助自己玩得更快乐。

坚持 健身效果是累积的，只有常年坚持运动，才能使机体的生理功能维持到良好的平衡状态。因此，要想达到健身目的，不能"一曝十寒"，一般每周 3 ~ 5 天，每天至少 30 分钟。原因很简单，一个肥胖者的体重也不是三天两天长起来的，一个人体质的下降了也不是一朝一夕的事。

全面 健身运动要从人体的整体体质出发，全面锻炼和发展身体的各部位功能。不能因为身体某方面薄弱了，便只进行这方面的训练。正确的方式是在专项训练的基础上，兼顾整体素质锻炼。例如以跑步为主要锻炼方式，也可以每周抽出 1 ~ 2 天的时间进行游泳、做操等练习。

运动可用嘴呼吸

运动时真正科学的呼吸方法是用嘴呼吸。

鼻腔比口腔小，在身体处于安静状态时，它能轻松呼出二氧化碳和吸进足够的氧气。可是，一旦进行剧烈运动，为了满足身体的需要，单位时间内的肺通气量要比安静时增加好几十倍，于是，鼻孔就显得力不能及了。这时，如果硬用鼻子呼吸，呼吸肌就不得不加紧工作，以克服狭窄鼻腔对空气的巨大阻力，有时还妨碍了心脏的正常工作，以致全身很快就进入了疲劳的状态，不利于体育锻炼的整体完成。

若能口鼻并用，情况就可以改观了。实验发现，口呼吸时，肺的最大通气量比鼻呼吸时大二三倍。此外，用口进行呼吸的最大通气量比用口吸鼻呼或鼻吸口呼效果都大。实验还证明，运动时用口鼻同时呼吸，能使身体表现出较高的工作能力，且能缩短运动后恢复过程的时间。

运动时呼吸要平稳

保健医生介绍，一呼一吸看似简单，在运动过程中却扮演着重要的角色。它不仅能保证人体从外界摄入足够的氧气，而且有利于将代谢产生的废物——二氧化碳排出体外。

进行有氧运动时，要注意保持规律又平稳的呼吸。在温暖的室内运动时，可通过口腔呼吸。在室外则应通过鼻腔吸气，这样有助于保持呼吸道温暖湿润，使机体最大限度地获取能量。在进行力量训练时，肌肉时而紧张、时而松弛，呼吸也要配合这种状态交替进行。在躯体保持紧张状态，如进行俯卧撑练习向下按压时应吸气，起身向上时应呼气。在蹲起运动时，躯体下蹲时吸气，站立时呼气。

如何用心率计算运动量

衡量运动量是否适宜，有很多种方法，用心率计算是比较简单而实用的方法。怎样用心率计算适宜的运动量呢？一般可在运动结束后立即数脉搏，可以数15秒钟，然后乘以4便得出每分钟的心率。170减去年龄是运动中的心率。若比这个数大说明运动量大了，若比这个数小说明运动量不够。60岁的人在运动中的心率应为110上下。参照这个方法可以测测运动中的心率，由此可知运动量的大小是否合适。

健身运动大比拼

健脑运动　凡是增氧运动都有健脑作用，尤其是以弹跳运动为佳。可促进血液循环，能供给大脑以充分的能量，更主要的是可起到通经活络、健脑的作用，能提高思维和想象能力。

抗衰运动　抗衰运动的健身方法优选跑步。试验证明，只要持之以恒坚持健身跑，就可以调动体内抗氧化酶的积极性，从而收到抗衰老的作用。

减肥运动　以手脚并用的效果最好，如滑雪、游泳等。如果正当壮年，也可以选择拳击、举重、爬山等运动，对消耗脂肪特别有效。

健美运动　只要持之以恒进行健美操和体操运动，加强平衡性和协调性锻炼，就会收到明显效果。

抗高血压运动　据日本专家研究，可供高血压病人选择的运动方式有散步、骑自行车、游泳。散步等运动通过肌肉的反复收缩，促使血管收缩与扩张，从而降低血压。不宜采用举、拉、推、挑重物之类活动，因为这可诱发血压上升。

防近视运动　打乒乓球对于增加睫状肌的收缩功能很有益，视力恢复更明显。奥妙在于打乒乓球时，眼睛以乒乓球为目标，不停地远、近、上、下调节和运动，不断使睫状肌放松和收缩，眼外肌也有不停地收缩，大大促进眼球组织的血液供应和代谢，因而能行之有效地改善睫状肌的功能。

寻找最适合自己的运动

根据人的不同年龄、性别、性格、健康状况、职业特点等，选择锻炼项目很有讲究。

脑力劳动者最好到室外健身　脑力劳动者一般长期坐办公室，低头弯腰工作。于由颈部长时间向前弯，流向脑部的血液受限，容易头昏脑涨，因此脑力劳动者参加体育锻炼，使肺部得到充分扩展，氧气供应更加充足，还能加快胃肠蠕动，促进消化。因此，脑力劳动者最好在室外健身，充分利用日光和新鲜空气的保健作用，可以选择散步、慢跑、游泳、广播体操、太极拳、气功等。

体力劳动者全身锻炼最重要　体力劳动一般来说有锻炼身体的作用，但它不能代替体育锻炼。因为不少工种需要长期保持某种固定姿势，或只是身体某些肌群在活动，容易产生局部疲劳、劳损甚至职业病。因此，体力工作者需要的是全身性活动，这类人应参加长跑、打球、游泳、武术、体操等，以达到全身锻炼的目的。

根据习惯选择环境　根据美国专攻运动心理学的专家研究，有些人在人声嘈杂的健身房中会感到很不自在，因为他们的自我意识特别强，会觉得自己正在被别人品头论足。而喜欢独自健走或跑步的人，通常都是较渴望独处的人。专家指出，他们也很珍惜这项运动的简单性，因为不需要会员卡就能运动。但是如果觉得金属机械互相撞击、怦怦作响的声音让你精神百倍，那么健身房就是该去的地方。专家认为这些声响刺激会让你运动更加起劲。

体质不同项目不同　体质弱者，可以选择太极拳、气功、八段锦及徒手操等。患病的人最好在医生的指导下选择适宜的项目。病愈初期，可以选择散步，随着病情好转逐渐加快步速。身体基本恢复后再选择其他项目锻炼，并且逐步提高运动密度和负荷。健康水平不同，适宜的运动项目也不同。体格强壮的青少年，可以参加任何喜爱的体育项目，例如，臂力差的人可以通过打羽毛球、器械练习等重点提高臂部力量。

性格不同项目不同　心理学研究表明，不同的运动项目对心理所起的作用不同。通过针对性的健身运动，可以纠正性格缺陷、改善心理和精神状态。

1. 胆小、害羞、性格腼腆的人应多参加游泳、溜冰、拳击、体操等项目，能培养人克服胆怯、越过障碍、战胜困难的精神。

2. 性格孤僻的人最好避免独自运动，应多选择足球、篮球、排球等团队项目，以增强自身活力与合作意识，逐渐改变孤僻性格。

3. 容易焦虑的人可选择乒乓球、网球、羽毛球等项目。这些项目要求运动者头脑冷静、思维敏捷、判断准确、当机立断，能改变人多疑、犹豫的毛病。

4. 遇事爱紧张的人应多参加竞争激烈的运动项目，如足球、篮球、排球等。这些项目场上形势多变，紧张激烈，需要沉着应对。

5. 冲动急躁的人可选择象棋、太极拳、气功、长距离散步、游泳等项目。这类活动多属静态，需要单独完成，不会带来情绪的过度波动，有助于调节神经、增强自我控制能力。

选运动方式也要粗细搭配

许多人只把自己的兴趣作为选择运动的唯一标准。"仅凭兴趣而选择单一的运动，并不能起到全面健身的作用。"健身专家形象地指出，选择运动要像我们吃饭时配菜一样，也讲求粗细搭配、荤素搭配，才能营养均衡，有利健康。

每种运动锻炼的效果并不完全相同，如游泳对协调四肢的灵活性、减肥、增强皮肤的弹性、改善神经系统的敏感度，能够起到很大的帮助。但游泳时，身体处于水平，心脏跟平时垂直体位下所承受的压力并不相同，长期选择游泳，自然对心脏的锻炼效果就不明显了。因此，为了让身体的四肢、骨骼、肌肉、神经，甚至内脏都能够得到全面的锻炼，平时在选择运动方式时，应尽可能多选一些项目，那些自己不太擅长的弱项，很可能就是锻炼的"死角"。

除了适合自己的身体状况外，在不同的年龄段选择的种类也不相同。建议在青年时期选择适合生长发育的运动，让肌肉、骨骼得到充分的锻炼；在中年时期选择防止身体功能衰退的运动，如慢跑、游泳等；在老年时期则应该选择能够缓解慢性病的运动，如散步，对心血管疾病就有好处。

交替运动——健身新观念

交替运动可使人体各系统生理机能交替进行锻炼，是提高自我保健能力的一种新的方法。交替运动主要包括以下几个方面。

左右交替　要求人们左、右侧肢体做交替运动。如果是用右手干活，有机会就应活动左手。

上下交替　上下交替运动除了坚持上肢活动外，特别要求用"脚趾"做一些精巧动作，如夹取东西。还可酌情做一些倒立动作，这样可以增强机敏性，减少脑血管疾病的发生。

前后交替　每天除了向前行走外，还应做一些"向后退"的动作。这不仅可使下肢关节灵活、思维敏捷，还可防治某些腰腿痛，避免进入老年后下肢活动不灵、步态不稳。

体脑交替　要求人们一方面进行体力锻炼，如跑步、游泳、爬山、适当劳动等；另一方面要进行脑力锻炼，如棋类活动、智力游戏、背诵诗词等。这样不仅可以增强体力，而且还可使脑力经久不衰。

动静交替　要求人们一方面不断进行体力和脑力的锻炼，另一方面要求人们每天抽出一定时间使体脑都静下来，全身肌肉放松，去掉头脑中的一切杂念，把意念集中于肚脐。这样可以调节人的全身脏器活动。

如能按交替运动的原则去锻炼，人的反馈、控制、调节机能将大大增强，身心会更健康。

反常运动益健康

沙上跑——愈跑愈白皙　沙上跑能刺激足底。在粒粒细沙上慢跑能刺激肾上腺组织，促进激素分泌，使肌肤变得白皙而富有光泽。而且最好选在热浴之后，因为热浴后的足底对体内"信号"的传递更为敏感。

倒立行——给脏器减压　倒立对人体来说是一种逆反姿势。倒立时全身各关节、器官所承受的压力减弱或消除，某些部位肌肉松弛，同时血液加快涌向头部。可对因站立引起的各种病痛起到预防作用，并且改善血液循环、增强内脏功能，起到松弛机体的健身效果。

爬着走——孕妇的好帮手　长期直立使人体极易诱发脑血管病变和脊椎、腰肌劳损。特别是孕妇进行适度的爬行可增强腹肌力量，预防难产，产后爬行则有利于子宫复位。

手跑——躺着也能健身　手跑是以手为中心进行的健身活动，形式多样，不仅花费时间不多，对场地也没有严格的要求。可以躺在草地上、沙滩上或垫子上进行，当然床上也可以。这种锻炼可以活动开整条手臂的所有关节，促进血液循环。达到与慢跑相似的健身效果，并有助于防治肩周炎、关节炎等疾病。

倒吊——放松关节　用双脚勾在单、双杠或其他固定架子上，成倒吊状态，来治疗腰酸腿痛、坐骨神经痛、关节炎等。

赤足行——激活"第二心脏"　足底是很多内脏器官的反射区，被称为人的"第二心脏"。赤脚走路时，地面和物体对足底的刺激有类似按摩、推拿的作用，能增强神经末梢的敏感度，把信号迅速传入内脏器官和大脑皮层，调节自主神经系统和内分泌系统。

每周锻炼几次好

从运动生理学的角度来看，每周期锻炼的次数与锻炼的效果有着直接的关系。一次适量的运动后，对肌肉和全身各器官系统的健身效果，可以保持几个小时到几天。所以，最合适的运动频度应该这样掌握；即在前一次锻炼的效果尚未消失之前，进行第二次运动。这样，每次锻炼的健身效果逐渐积累，就能够达到提高体能、增进健康的目的。否则，每次运动之间的间隔时间过长，破坏了运动训练的连续性，就难以取得应有的健身效果，还容易在每次运动后产生肌肉酸痛、疲劳及某些运动创伤。

体质稍差、年龄偏大或初次参加体育锻炼的人，可以进行慢跑或跑走交替的运动方式，每次 15 ~ 30 分钟，频度为每周 2 ~ 3 次。经过几周或几个月后，根据体质情况再增加运动频度。增加频度时，一定要结合本人的实际情况，如年龄、身体情况、进行运动的时间及运动后的反应等综合考虑。年龄较大、身体较胖、体质较弱的人易产生呼吸、循环、消化等系统的反应及肌肉酸痛等，因此在增加运动频度时应特别慎重。

如果参加体育锻炼的主要目的是消除体内多余的脂肪、减轻体重，那么，每周运动 5 次比运动 3 次的效果要好一些，但运动强度不可过大，运动方式不要过于剧烈。可以通过增加运动频度和延长运动时间来增加身体的热能消耗，从而达到控制体重的目的。

运动过量，免疫力低

专家认为，运动过量的原因主要有两个：其一是选择锻炼方式不恰当；其二是对锻炼过程中的规律不了解。锻炼要遵循循序渐进的原则，要从现有的身体条件出发，游泳能游 500 米，却想一下游到 1000 米，只能是受伤、疲劳。运动过量后，人体免疫力下降，容易感冒、受凉，因此不可小视。

如何判断是否过量呢？运动过量后会肌肉酸、肌肉痛，有时酸痛结合。如果次日肌肉疼痛感明显，说明运动强度过大，即虽然锻炼时间不长，但单位时间内付出的力量和能量很大。如果感觉是酸，或以酸为主，说明运动总量过大，即运动时间长、距离远、力量大，造成体内乳酸堆积。次日清晨醒来测测脉搏，如果比平时有明显的加快，也表明前一天或者近期的运动过量。当然，近期紧张、焦虑等，也会使脉搏加快。

过量运动，危害终生

运动专家指出，年龄过小，就从事强度很大的运动，损害是肯定的！对青少年来说，他们正处于生长发育期，长时间的耐力运动，比如马拉松运动，对心肺功能要求比较高，加之跑步长度的负担，心血管难以承受巨大的负荷。

青少年心脏的发育较慢，跟不上身体生长机能的需要，过量运动会对心脏产生不良影响。在不同年龄阶段，运动发展是有规律的，如在 10～13 岁是速度发展的阶段，这个时期应该锻炼青少年速度的能力；在 14～15 岁，青少年的性激素开始分泌，这一时期应主要进行力量练习；到了 16～17 岁，他们耐力的发展比较成熟，身体的机能开始适应耐力训练。所以说，不提倡早期就对少年儿童进行高强度的专项训练。

一般来说，心脏的成熟发育是在 18 ~ 20 岁，所以对于儿童耐力的训练，应尽量在身体成熟后开始，在身体未完成发育成熟阶段，应该注意全面锻炼身体素质。大强度的训练轻则对身体产生负面影响，重则会造成机体的衰竭。

运动过度有征兆

运动过度的精确意思就是迫使身体过度劳累。持续性的过度会使身体面临更大的受伤风险。在热爱运动的新手中，最容易出现的就是过度运动现象，专家介绍说，以下几种情况是运动过度的征兆：①疲劳精力不继；②沮丧；③急性损伤，例如膝盖扭伤；④运动成效没有进展，甚至下滑；⑤难以入睡；⑥紧张不安；⑦食欲不振；⑧不顾生病或受伤，仍旧进行健身；⑨生活步调完全以运动为中心，忽略对家庭与朋友的承诺；⑩错过运动时间时，会出现非理性的愤怒与罪恶感；⑪ 持续出汗或大量出汗；⑫ 感冒这类小病不断，这是因为免疫系统衰弱而引发的。

专业人士建议，如果在运动中或运动后出现了以上情况，最好减小运动量，或者在运动时间歇时段中获得充分休息。

高强度锻炼易失眠

科学研究证明，人体一次的科学锻炼时间为 1 ~ 1.5 小时（大众健身标准），过长时间的运动并不利于身体的恢复，并可影响下一次锻炼。为了大众健康，建议不宜使用爆发力和过大的重量进行锻炼，因为这些因素可引起血压的骤升以及增加受伤的概率。频繁的锻炼还会使机体代谢率过高，人体始终处于恢复的负平衡状态，久而久之引起神经的持久性兴奋，导致失眠。

因此，科学的健身方式应是非爆发性的，始终在身体可控制的范围内。在一次锻炼之后应给身体以充足的休息和恢复，隔 1 ~ 2 天锻炼一次。

运动总量比强度更重要

过大强度的运动并不能使心脏更多受益，高强度运动者的运动效果和每天散步的效果相差无几。一周能快步走上 12 公里或者累计运动时间达到 125 ~ 200 分钟，就能达到良好的有氧锻炼或者预防心脏疾病的目的。每周 12 公里的运动量不一定能使体重下降，但能使机体脂肪含量降低、肌肉含量升高、血脂水平和整体机能得到改善。

运动量需慢慢加

有计划地锻炼身体，至少每周坚持三次运动，每次运动持续 40 分钟以上，一般也要 2 ~ 3 个月的时间，体质才会逐渐增强，靠运动增强体质绝不是一朝一夕的事。紧急情况下，采取突然大运动量活动，只能适得其反。

因为初始运动或加大运动量，是有疲劳期的，疲劳期 7 ~ 15 天，在此期间机体的抵抗力处于较低状态。由于肌肉运动量突然加大，肌肉组织中的乳酸浓度增加，机体代谢排酸的速度低于产酸，造成乳酸堆积。所以出现肌肉、关节酸痛感。此时遇有不适极易染病。

正确锻炼的方法是：从小运动量、小幅度、短时间开始，尽量做些静止的动作，让机体有个适应的过程，然后逐渐增加，动作也要慢慢地由易到难。逐步养成良好的、适度锻炼的习惯，方可有效地增强机体的抗病能力。

五个标准判断运动是否适量

体重基本稳定　初进行体育锻炼的人一般在 4 ~ 6 周内体重不应超过或减少 3 公斤左右。如果运动后体重增加，即使不用说很多人也知道需要调整运动量。如果运动 4 ~ 6 周后体重减少超过 3 公斤，那也不好。但是那些希望通过高强度的运动来减肥的人却高兴地说："这不正好达到减肥目的了吗？"但不要高兴得太早，通过大运动量的运动来迅速降低体重，是要付出健康的代价，可能出现一系列不适反应，如精神萎靡、食欲不振等。

饭量不大起大落　运动之后很多人胃口好了，吃饭自然也多了，如果持续一周每日的进食量超过平常的 3 倍，或出现少于 1/3，都应当视为运动过量，这就要找运动健身教练为你改改"运动处方"，减少一些运动量。

按时睡觉起床　正常睡觉时间每日保持在 6 ~ 8 个小时，参加体育活动后，每日能按时睡眠或起床，这说明现在的运动量正合适，应该保持下去。如果每日睡眠不足 4 ~ 5 个小时或嗜睡超过 10 个小时，可能都是身体的不良反应。

大小便有规律　基本按时大便，每日一次。如果连续三天每天次数超过 4 次，就不正常了。正常的昼夜排尿量在 1500 毫升，如果尿量多于2500 毫升或少于 500 毫升，都应当看作不正常。

运动后精神好　运动过后，稍有疲劳但是还有继续锻炼的兴趣，对日常工作、学习没有特别的影响，这就是适量。在初锻炼中，如果发现不明原因对工作、生活有影响，上班时经常犯困，可能就要在运动量上找问题，看是否运动量过大了一些。

这 5 个标准适用于一般人的运动后自检测。如果发现有其中的一条不正常，应当调整运动量；如果发现有 2 条不正常，应当减少运动量及时到医院进行身体检查，如果发现 3 条以上，就应当停止运动及时检查，检查是否患有疾病了。

偶尔健身等于暴饮暴食

健身专家指出，懒得运动会伤身害体；而偶尔运动更会害体伤身，无异于"暴饮暴食"。

那些不能长期坚持运动的人们偶尔运动一下，将会加重生命器官的磨损、组织功能的丧失而致寿命缩短。30 岁后，人的各项生理机能以每年0.75% ~ 1% 的速率下降，而偶尔运动的人和坐着工作的人，生理机能退化的速率是经常锻炼者的两倍。运动和不运动者同是 35 岁，其衰老程度可相差 8 年；到 45 岁彼此可相差 20 年，以后每过 10 年，差距递增两年。

　　周末集中健身者大多是一星期前 5 天在办公室里坐着，基本没有运动，身体实际上已经适应了这种状态。周末突然拿出许多时间集中锻炼，反而打破已经形成的生理和机体平衡，其后果比不运动更差。经常进行适度的而不是偶尔的健身锻炼可以延长寿命，且对心理健康也有积极的作用。专家认为，健身效果主要是锻炼痕迹不断积累的结果。所谓锻炼痕迹，即运动后留在健身者机体上的良性刺激。若健身时间间隔过长，在锻炼痕迹消失后才又进行锻炼，每一次锻炼都等于从头开始。

寻找合理运动负荷

　　科学地掌握运动负荷，必须认真做好以下几项工作：

　　审慎确定锻炼强度　恰当地确定锻炼强度应经过几次试验性练习，依据身体反应，慎重决定，切不可草率行事。患有心血管疾病的人尤其要注意。

　　适度把握锻炼时间　锻炼时间长短应视强度大小而定。5 分钟以上的练习都可收到可观的效果。如果时间允许，最好练习 30 ~ 60 分钟。时间与强度的配合呈负相关系，即时间短时可强度大一些，反之，时间长则可以让强度小一些。

　　合理确定锻炼频度　锻炼的频度应视具体恢复程度而定。一般说，上次锻炼的疲劳基本消除，可进行下次锻炼。正常情况下，一日一次或隔日一次的安排是可行的。

　　注意避免过度疲劳　运动过量引起的疲劳，如果连续积累，可导致疾病，应尽力避免。

　　测定疲劳的方式很多，现介绍两种简便方法：①膝腱反射测定法。当叩打膝腱可引起股四头肌反射性收缩，悬垂的小腿会猛然伸展。为测定疲劳，首先要测定正常反射阈值，然后与运动后的阈值比较。运动后次日，如叩击不反射、反射时间延后或反射幅度明显减少，则证明疲劳尚存。②心率增值确定法。当静卧 1 分钟后，测每分钟脉搏，呈坐位后比卧位增加 4～5 次 / 分，呈立位比坐位时增加 4～5 次 / 分，是正常的。运动后次日测试，如脉搏增加次数过多，或出现反常的减少，说明有疲劳存在，应调整运动负荷。

锻炼别以"出汗"论高低

不同的人进行同样的运动后，出汗多少并不同。首先，汗液取决于汗腺的分泌，而汗腺的数量不仅有性别差异，还有个体差异。另外，出汗多少还取决于体液含量。体液的多少由体脂的含量决定，因为脂肪组织中含水量比较少，所以胖人出汗多，但耐受水分丢失的能力却比较差，常会因代谢失调而过早出现疲劳。

运动前是否饮水对出汗也有影响，如果运动前大量饮水，会导致体液增多而增加出汗量。另外，还要看个人的身体素质，体质强壮的人肌肉与运动器官都比较健康，即使进行强度较大的运动，出的汗也会很少；相反，体质差的人稍稍活动，就会大汗淋漓。因此，出汗越多并非锻炼效果越好。

无汗运动也健身

无汗运动又称"适度运动""轻运动"。现代医学证明，适度锻炼能使患心脏病的危险降低 18%～84%，死亡率降低 18%～50%。美国《新闻周刊》的文章认为，无汗运动可预防或减少各种慢性疾病的风险，对人体健康的益处多多。

长久以来，人们总是视出汗为锻炼成功的标志。实际上，任何动起来的事都能为健康做出贡献。不出汗的锻炼能帮助降低患高血压中风、糖尿病、痴呆、骨折、乳腺癌和结肠癌的危险。它还是已知的唯一能减慢衰老过程的方法。

人们不必把无汗锻炼一次做完。对威斯康星的女大学生的一项研究发现，每天的锻炼无论是一次花 30 分钟完成，还是分成两个 15 分钟完成，还是分成三个 10 分钟完成，都同样有效：这些女性在 12 周的时间里每人

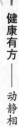

体重都减了将近 10 磅。英国科学家也发现，每天三次 10 分钟的步行同每天一次 30 分钟的步行，在降低胆固醇和缓解紧张方面有着相同的效果。

下面介绍几项"无汗运动"：

四肢锻炼 平躺，双臂及双腿分开，手心转向天花板，闭眼，做 3 次深呼吸，全神贯注于每次呼气后完全空瘪的身体。从脚趾到头顶，一点点收紧再放松肌肉，仔细感受每一个环节。肩部和头部肌肉的运动，用旋转代替收紧。这可增强身体柔韧性，缓解紧张情绪。

提脚跟 提起脚跟，闭目直立，保持尽量长的时间。放下脚跟，再提起，反复若干次。这有利于拉长小腿肌肉。

抬头平衡走 将一本书顶在头上向前走，感受这种垂直中轴线的感觉，并计时。这对脊柱的塑形有很好的效果。

伸展肩膀 耸高几次肩，感觉其间的变化，舒适的感觉会随之而来。尝试肩部绝对放松的行走，避免皱眉，依靠手臂的自然平衡保持优美的姿态。

局部性运动有害某些人健康

局部性运动是指局部性的肌肉活动，多见于单纯的上肢或下肢运动，如举重、哑铃等。它不仅简单易行，而且对局部肌群锻炼成效显著。但是对患有心血管疾病及高龄老人来说，进行局部性运动有一定的弊病。据研究，患有心血管疾病的人，局部运动常常可引起血压升高，易导致心肌梗死。

整体全身运动使肌肉得到全面锻炼。虽然运动开始时血压有所升高，但随着全身肌肉血管的舒张，血压可恢复到原来水平。全身运动不会加重心脏负担，所以医学家主张血管病患者要进行适当的全身性运动。

有些运动损害关节

有实验表明，爬楼梯时膝关节承受的压力是人体自身重量的 3 倍左右。膝关节长期承受这样的压力，很容易患膝骨关节炎。对有膝关节骨关节炎的人来说，会造成关节表面软骨的进一步损害。登山也是老年人应该避免的活动。登山的原理和爬楼梯是一样的。

中老年女性要避免穿高跟鞋，因为穿高跟鞋身体重心会前移，也会对膝关节造成较大压力。太极拳这种活动虽然强度小，但标准的动作身体重心较低，且动作要缓慢进行，会使膝关节的负荷过大，引起膝关节疼痛，加速关节软骨的磨损。因此，打太极拳时应"偷点儿懒"，不必过于追求标准运作，尽可能提高身体重心。

运动谨防运动性昏厥

运动性昏厥是由于剧烈或长时间运动，使精神及身体器官过度紧张，血管收缩，血液循环受影响而引起的暂时脑贫血。初起时可能头昏眼花、心悸气促、面色苍白、恶心想吐、出冷汗，继而会丧失知觉，昏倒在地。严重者甚至发生猝死。

发生运动性昏厥者可能是健康的人，也可能是某些患隐匿疾病的人，尤其是中老年人运动后发生昏厥，常是疾病的报警信号，应引起高度重视。

为了防止运动性昏厥的发生，身体素质较差的人只能进行一般性的体育活动，不能进行剧烈的运动。如在运动中出现不适，就应停止运动，缓慢地做放松活动及深呼运动，随后休息。

压力过大时不可急运动

如果带着太大的压力和不良情绪去锻炼，在锻炼中思绪杂乱，注意力不集中，将影响锻炼的效果。有人刻意从事一些激烈的、运动量大的运动

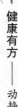

项目，认为出一身大汗，压力和不良情绪就会全部释放出来。这种激烈且大运动量的锻炼，往往造成身体疲劳，加上原来紧张的精神，压力不但排解不了，情绪反而会更坏。

如果想通过运动缓解压力，可以先参加一些缓和的、运动量小的运动，使心情先平静下来，再逐渐过渡到大运动量的运动。如果有时候换一个运动环境，可能对缓解压力起到意想不到的效果。如经常在室内运动的人到户外爬山，到小树林里去跑步，会感觉轻松愉快。由此，可转移注意力，以达到最好的放松、减压的效果。

运动损伤早就医

1. 大部分运动损伤不伤及骨头，所以出现运动意外后，不能以是否骨折当作受伤与否的唯一判断标准。要转变只有骨折才需要治疗的错误观念。

2. 不粘骨头的韧带、肌腱等软组织在运动中很容易受损，判断它们的状况是否正常只拍 X 线片还不够，通常要做核磁共振并由运动医学专科医生阅片才能做出诊断。

3. 运动受伤后越快就医越好，千万不要拖延。而且，很多运动损伤需要手术治疗，不会揉揉过两天就好了，通常的土办法都不管用，反而会影响手术治疗的疗效。

4. 运动受伤后切勿热敷或用药酒揉搓，也不要随意推拿按摩，这样不但于事无补，还会加重病情。

注意健身中八个暂停符

如果在健身中发现以下异常感觉时，应暂停活动，及时去医院诊治。

头晕　在健身中，除开始练习某些旋转动作外，一般不会出现头晕的感觉。若发生头晕，中老年人应停止活动，就医诊疗，特别要侧重于心血管系统和颈椎方面检查。

头痛　在运动中或运动后都不应发生头痛。发生头痛时，应停止活动，侧重于神经、心脑血管系统检查。

喘 喘在运动中是一种正常现象，随着运动的强度不同会发生不同程度的喘，经休息可恢复正常。如轻微活动就喘，且休息时间很长还不能恢复，属异常现象。应停止活动，侧重心脏呼吸系统检查。

渴 运动后常感到口渴，属正常现象。如喝水多，仍渴而不止，小便过多，属异常现象，应检查内分泌功能。

饿 运动后食欲增加，属正常生理现象。但若食量骤增且持续，应去内分泌科检查胰腺功能。

厌食 激烈运动后，暂时不想吃饭，休息后食欲好，是正常现象。如果长时间不想吃饭而且厌食则属异常，应去检查消化功能。

乏 健身后产生疲乏是正常现象，一般在活动后休息 15 分钟左右可恢复，如果持续数日不能恢复，则表明运动量不合适，应减少活动量。如降低活动量仍感持久疲乏，就需要检查肝脏和循环系统。

痛 刚开始运动或长期停止运动而又恢复运动或变换新的运动内容，都会引起某部位肌肉酸痛，属正常现象。虽酸痛，一般不会引起功能障碍。若发生在关节或关节附近疼痛，并有关节功能障碍，应停止活动，检查关节有无毛病。

运动时别忘了放音乐

美国最新研究证实：音乐可帮助健身者更轻松、更有效地锻炼。研究者们发现，跳健身舞从准备、高潮至最后放松的不同阶段，所听音乐的节奏、旋律、风格都应有所不同，一般来说，如运动节奏较快时，快节奏的迪斯科、摇滚乐较为合适，而当活动已渐渐轻松时，节奏舒缓、旋律优美的古典音乐、乡村音乐甚至圣乐就较能与运动节奏合拍。药物学家还证实，选择健身者最喜爱的音乐，其减缓疲劳、放松神经的功效则更为明显。

运动健身常见的五大误区

目前的健身活动中存在的误区主要有如下几个方面：

认为男性只能练器械、女性只能跳健美操　在健身房里，参加器械训练的多是男性，而跳健美操的多是女性，参加器械训练的女性和跳健美操的男性都是凤毛麟角。对此，教练指出，两种锻炼各有偏重：跳健美操可以提高心肺功能、柔韧性和协调性；器械训练可以训练耐力、速度，还可以改善体形、增强活力。男性练健美操、女性练器械更利于自身的全面协调发展。

认为只练健美操就可美体　绝大多数女性健身者都认为练健美操可美体，但训练的结果却不尽如人意。对此，教练指出，美体应是合理利用器械做针对性的锻炼，这样才可改变骨骼的相对角度，如使胸围变大、肩变宽、臀变翘等。如果不配合器械训练，体形是很难有明显的改善。同时，这种训练必须协调身体的各个部位同时进行，如果单纯对某一个部位进行训练，体形也难有明显改善。

认为锻炼的最佳时间是清晨　很多健身者都热衷于晨练。但是，很多教练表示，傍晚时分锻炼最有益。因为人的各种活动都受"生物钟"的影响，无论是身体的适应能力，还是体力的发挥，均以下午和接近傍晚时分最佳。而在早上，运动时的血压与心率都较傍晚时明显升高，对人体健康会构成威胁。

认为反复锻炼同一个部位能最快地增强力量　有些人为了增强身体某个部位的力量，往往反复锻炼该部位，希望能够"立竿见影"，其实这种方式往往容易造成该部位的损伤。增强力量正确的方法是让肌肉训练到感觉疲劳之后，给这些肌肉一些时间去恢复和休息，在肌肉恢复活力之后再对它进行下一次训练。同时，在训练某一个部位的同时，最好对这个部位周围的肌肉也加强训练，使身体协调发展。

认为出汗越多减脂越多　很多人认为出汗越多，减脂越多。其实，单纯的出汗并不能有效减肥，适量地增加一些器械训练才能真正达到减肥的目的。大量排汗之后最好喝一些运动饮料，如果不及时补充适当水分和营养，极易造成虚脱。

运动间歇 3 分钟最好

当在运动中出现上气不接下气的情况时，这说明运动已经过量，应该稍微休息一下，做点体力调整，给肌肉补充足够的能量，以备下一次运动使用。那么，人究竟需要休息多长时间，才能补充足够的能量呢？美国堪萨斯大学的科学家研究发现，运动间隙休息 3 分钟最好。实验证实运动间隙休息 3 分钟，肌肉已经完全恢复了。当然，休息多长时间应视休息的目的而定。如果目标是完成 3 组推举动作，每组 10 次，那么需要在每组动作间休息 3 分钟，因为更长的休息时间不会带来任何益处。如果为了促进肌肉生长，每组动作之间的休息时间只需 1 ~ 2 分钟，这是因为短时间休息，能激起更强的生长激素反应。

运动间断不应超过 4 天

运动间断超过 3 ~ 4 天，运动的效果及蓄积作用将减小，难以产生疗效，辅助治疗效果甚微，因此运动锻炼不应间断太长。要达到最佳的运动效果，每周进行 3 ~ 5 次运动锻炼是较为适宜的，时间间隔可根据每次运动量的大小而定。对上班族来说，可以将运动巧妙地贯穿于生活和工作中，不必每天拿出固定的时间来锻炼，如早晨起来，可以边听新闻边蹬健身车；骑自行车上班或步行前往，放弃坐车或骑助力车；也可从公交车上早下来一站，步行上班或步行回家。

感冒后运动要慎重

感冒后再进行打球、跑步等体育锻炼，就会扰乱自身的调节系统，使体内调节功能失常，使中枢神经系统的兴奋性增高过度，体内的能量物质及糖、脂肪、蛋白质等消耗过多，削弱人体的抵抗力，并使氧的消耗量大大增加，以致加重心、肺等系统的负担。同时感冒时的全身疼痛、乏力、嗜睡导致一般人体的反应力低下、机体灵活性变差，在运动中很容易发生意外伤害，如跌伤。

感冒后运动，还可能导致病情加重或继发其他疾病，可以导致免疫力下降，还有可能引起肺炎、病毒性心肌炎、风湿病、肾炎等。

因此，感冒时最好不要进行体育锻炼，而应在医生指导下服药、休息，当然到室外散步去呼吸新鲜空气、保持心情舒畅是提倡的。

锻炼慎用小区健身器

小区常见的健骑机，是靠双腿蹬力和双臂拉力，让身体上下运动，从而达到锻炼四肢关节和腰腹肌肉的目的。但腰椎间盘突出者最好不要尝试这类器械，尤其是腰背肌肉开始退化的老年人。因为，脆弱的脊柱根本经不起健骑机一拉一扯的"折腾"。

此外，有的老年人觉得锻炼腰背肌肉，可缓解腰背僵硬、疼痛，于是纷纷选择扭腰器、伸背器等。殊不知，这些症状可能预示脊柱有疾患，或是骨质疏松的信号，此时如果扭动幅度过大，或是速度太快，反而会拉伤腰肌，甚至造成脊柱骨折。

因此，脊柱有疾患的老人不要使用小区健身器健身。

运动时不宜穿着纯棉服装

选择运动服装的首要标准就是材质，无论外套还是内衣最好都用能够散发汗水的材料做成，尤其要尽量避免穿纯棉质地的内衣。

纯棉内衣吸汗固然不假，但所吸的汗水并不能散发，从而造成湿透的内衣黏附在皮肤上，使得皮肤逐渐变冷，难以保温。在温差相对较大的秋冬季节，穿着纯棉内衣反而更容易在剧烈运动后使人着凉，引发风寒感冒、头痛等症状。而类似聚丙烯这样的材料，可以帮助散湿，有利于保持皮肤干燥清爽。此外，秋冬季节运动时要讲究穿衣"有层次"，不运动时多穿一点，运动时穿薄一点，运动前后注意保暖。最好还能多带一双鞋，避免长时间穿被汗水浸湿的鞋子。许多人简单地认为，一旦人运动起来，就不会感到寒冷，穿一身运动服也就可以了。但他们不清楚，人体在户外锻炼中产生较多热量的时候仅是中段，一前一后十分容易受到外界温度的影响，如果注意不当，很有可能会因为人体温度的剧烈变化而生病。

夏天运动要科学

夏季高温进行运动要做到适时、适量和适地。

适时 即选择好一天中合适的锻炼时段。为了避免强烈阳光对皮肤和身体的损伤，应该安在早晚两个时间段，尽量避免在上午 10 点后 ~ 下午 4 点前进行户外运动。

适量 即调整好运动量。人体在夏季消耗增大，睡眠和食欲下降，体能储备相对较弱，因此提倡轻松运动，时间控制在 20 ~ 30 分钟，强度适当减小，可选择游泳、散步、慢跑、非对抗性球类等运动。

适地 即选择适当的运动场所。尽量到户外运动，选择阴凉通风、环境幽雅的地方。即使在室内运动，也要适当打开门窗，保持空气流通。

秋天锻炼的注意事项

由于秋季早晚温差大，气候干燥，如果忽视这一点，在"健身"的过程中也容易造成"伤身"。

出去锻炼时应该多穿件宽松、舒适的外套，等准备活动做完或锻炼一会儿身体发热后，再脱下外衣，免得室内外温差太大，身体不适应而着凉感冒。锻炼后如果汗出得多，在往回走的路上也要先穿上外套，等回到室内再脱去汗湿的衣服，擦干身体，换上干燥的衣服。

秋天气候干燥，每次锻炼后应多吃些滋阴、润肺、补液生津的食物。运动后还要多喝开水，多吃甘蔗、梨、苹果、乳类、芝麻、新鲜蔬菜等柔润食物，以保持上呼吸道黏膜的正常分泌，防止咽喉肿痛。如运动时出汗过多，可在开水中加少量食盐；如进行长跑锻炼，还要饮用适量的糖开水，以防低血糖，出现头晕、出虚汗等不良生理反应。

人的肌肉和韧带在秋季气温较低的情况下会反射性地引起血管收缩、黏滞性增加，关节的活动幅度减小，韧带的伸展度降低，锻炼前若不充分做好准备活动，会引起关节韧带拉伤、肌肉拉伤等。

秋天是锻炼的好季节，但此时因人体阴精阳气正处在收敛内养阶段，因此运动量不宜过大，以防出汗过多、阳气耗损。

天冷锻炼注意啥

冬季练长跑预防感冒 冬季气温较低，长跑能刺激机体的保护性反应，使血液循环加快，加速脑部血液流量，从而供给大脑更多的养分，使大脑愈加清醒。长跑有助于增强心血管系统和呼吸系统的功能，最明显的效果就是预防感冒。

热身时间需多 2 ~ 3 倍 由于冷空气的刺激，人的肌肉和韧带的弹性及伸展性会明显降低，因此，锻炼前的准备活动特别重要。最好用比平时多 2 ~ 3 倍的时间进行准备活动，主要是活动四肢关节和肌肉。

冬练最好在阳光下进行 冬季如果锻炼时间太早，存在着较多隐患。环境方面，日出前，一夜沉积的杂质、细菌都在空中漂浮；身体方面，因受寒冷空气的刺激，全身小血管发生保护性收缩，可能诱发心绞痛，甚至心肌梗死。

项目和场地如何选择 冬季锻炼身体，可以选择耐力性项目，也就是有氧运动，以锻炼心肺功能、增强自身体质。项目包括长跑、健步走、拳操、滑冰等。进行室外活动时，要注意活动场地的地面，尽量少在柏油路、石头地等硬路面进行锻炼。因为冬季天气寒冷，此类地面要比夏天更加坚硬，对脚、腿、骨骼、关节冲击力加大，容易受伤。最好选择在土地上进行锻炼。

酒后不宜运动

运动营养专家说，因为酒精具有抑制心肌收缩的作用，酒后立即运动会使心跳加速，血液循环加快。而运动本身就会增加心肺等脏器的负担，因此，无论身体多么健康，酒后运动都可能引起不容忽视的严重后果。

此外，如果酒后马上运动，身体需要运动员大量的血液到四肢肌肉，无疑会减少对肝脏、胃肠道的血液供应。这样，既妨碍肝脏对酒精的解毒作用，也有损胃肠道的消化功能，对身体健康极为不利。同时，饮酒还会影响运动神经功能，如人对突发事件的反应灵敏度、手眼功能的协调等，因而在运动时也容易发生意外。

运动前别吃巧克力

运动时不够小心，不仅身体容易受伤，肠胃也会出来"作怪"。据美国"网络医学博士"网站最新报道，四成人运动时都有过"胃灼热"的情况。为此，运动专家给出以下建议：运动前两小时不要进食。饱胀的胃会压迫括约肌，导致泛酸、胃灼热。如果需要进食，应尽量避免巧克力或咖啡因饮料，因为这些食物可能产酸，更容易导致"胃灼热"。蛋白质含量低、碳水化合物含量高的面包和麦片是不错的选择。

运动后不宜立即洗澡

通常，许多人都喜欢在运动后去洗个热水澡，以为这样既可去污又可消除疲劳。其实不然，运动后身体尚未恢复正常状态，不宜立即洗澡，尤其是洗热水澡。

据运动医学专家的研究表明，人在运动时，流向肌肉的血液增多、心率加快。当运动停止后，血液的流动和心率虽有所缓解，但仍会持续一段较长的时间，如果这时立即去洗澡，则又会增加血液向皮肤及肌肉内的流

健康有方——动静相宜促健康

量。这样就使得所剩的血液不足以供应其他重要器官，如心脏及大脑，因而会诱发心脏病。

运动后补 5 种元素

运动时人体容易流失一些营养元素，这几乎是人人都知道的常识，但人们往往将重点放在补充钙和维生素 C 上。据美国《芝加哥论坛报》报道，其实，还有 5 种元素是运动后可能缺乏的，并给出了具体的补充方法。

28% 的运动者缺乏维生素 E　每天需补充 15 毫克维生素 E。维生素 E 能增强免疫力。天然高脂的植物油、坚果和种子等通常含有丰富的维生素 E。

20% 的运动者缺铁　每天要补充 18 毫克铁。铁能输送身体所需的氧气，但"只有牛肉、羊肉和家禽类等肉中所含的亚铁血红素才能直接被人体吸收，"宾夕法尼亚大学的营养专家说，"菠菜中的铁元素吸收率就没那么高。"

大部分运动者日摄取钾元素不到推荐量的一半　每天要补充 4700 毫克钾。钾有助于收缩肌肉，调节流汗时的体液和矿物质平衡。造成缺钾的原因，是吃的水果和蔬菜还不够多。

至少半数运动者缺锌　每天要补充 8 毫克锌，它能帮助调节新陈代谢。缺锌的原因是麦芽糖的摄入量不够。

大部分运动者每天摄取的镁元素只有推荐量的 72%　每天要补充 320 毫克镁。镁是产生能量和肌肉活动的基本元素。缺镁的原因是海鲜吃得太少。

运动后最好别吃鱼

日本运动营养专家研究指出，大量运动后最好别吃鱼，否则会更疲劳。

鱼肉是一种高蛋白脂肪的食物，对减脂、塑型非常有好处。于是许多人在健身后，喜欢美美地吃上一餐鱼肉，以为这样可以有效地补充营养、恢复体力、减轻疲劳，但事实恰好相反。营养学家指出，体力劳动或剧烈运动后，体内会产生大量乳酸。鱼肉是酸性食物，运动后吃鱼会使血液酸化，加重疲劳感。

运动后别急着喝冷饮

剧烈运动能使体温上升到39℃左右，这时大量喝冷饮对消化道是一个强冷刺激，会引起消化道强烈蠕动，产生腹痛、腹泻。同时，冷热的急剧变化会使胃部血管突然收缩，次数多了就会引起消化吸收功能失调，造成消化不良或其他疾病。此外，运动后咽喉可能处于充血状态，过强的冷刺激会引起喉咙疼痛、嘶哑等现象。因此，运动后不宜马上喝冷饮，宜先休息一会儿再喝。而且喝冷饮只能暂时降低一点温度，却没有解渴作用。

运动后别喝冰镇啤酒

有人习惯剧烈运动后饮一杯冰镇啤酒，以缓解暂时的口渴，但由于大汗淋漓时的毛孔扩张，易导致毛孔骤然遇冷急速闭塞，使体热散发受阻，还会造成人体血液中尿酸浓度升高，影响尿酸的排泄，诱发感冒以及关节炎和痛风等。

另外，无论是常温还是冰镇啤酒，都不要空腹饮用，否则容易使血管迅速收缩、血流量减少，造成生理功能失调。

运动后应补白开水加盐

在长距离或长时间运动中，身体大量出汗，如果不及时补充适当水分，就要大量消耗体液，破坏身体的内环境平衡。那么，为了保持身体的运动能力，是不是单纯补水就能解决问题呢？

汗液的主要成分是水，还有钠、钾、氯、镁、钙、磷等矿物质。当健身者大量出汗后，随水分的丧失，也失去很多盐分，体内的电解质因此而失去平衡，pH 值低于 4.5 ~ 7.5 正常值，人体汗液的比重也大大低于 1.002 ~ 1.005 正常值。每升汗液中平均含钠离子不足 58.4 毫克当量，钾离子不足 10 毫克当量，氯离子不足 45.4 毫克当量。大量出汗还会失掉一定量的镁离子，以至于人体对视、听觉刺激明显过敏，机体的调节能力也随之降低，此时如果单纯补充水分，会事与愿违，越喝越渴，既达不到补水的目的，甚至会导致体温升高、小腿肌肉痉挛、昏迷等"水中毒"症状的发生。因此运动后要喝矿物质饮料，最普通的是盐开水。另外还要适量添加含糖物质，以矫正口味、补充机体的能量消耗。钙、磷盐等参与体内能量的发生和利用过程。这有利于因锻炼大量出汗引起体内电解质丢失的补充与恢复，促进体力的尽快恢复。

每周运动 5 小时最利减肥

美国健康与身体运动教授对 200 名患有肥胖症的女性进行两年的研究后证实：每天每人摄入 1200 ~ 1500 卡路里热量，每周通过大约 5 小时的锻炼消耗 2000 卡路里热量，最后可以达到最佳的减肥目的，并且不容易反弹。"虽然这个减肥效果需要一个相对长的时间，但是它对人体健康是非常安全的。"

另外，研究人员还补充说，为了达到最佳减肥效果，减肥者需要保证每晚 8 小时的睡眠时间，但不宜超过这个时间长度。

傍晚锻炼更减肥

日本的一项研究显示：晨练不科学，锻炼最好在晚上进行。人体生物节律显示；傍晚时人的体力等各项指标达到峰值。

如心跳、血压调节最佳时间在傍晚，人体氧摄入峰值也在傍晚。此外傍晚还是体内激素、酶等调节处在最佳状态时间，人的各种感觉如视、触、嗅等最佳时期，故此时锻炼更利于健康，尤其是对减肥人群。

一些医学机构专门对此进行了研究。结果显示：清晨血液黏度增高

6%，而傍晚血液中的血小板数降低 20%，晨练有可能增加血栓的危险，故锻炼还是在傍晚进行为佳。

饭前适量运动助减肥

人们常说，饭后运动好。但是，刚吃过饭之后，人体内的血糖值上升，脂肪酸从血液进入脂肪细胞中，这样，即使再运动也不能有效地使脂肪减少，达到减肥的目的。相反，饭前进行运动，则容易消耗脂肪。

女性巧运动，减肥不缩胸

乳房主要由乳腺、脂肪及结缔组织构成。乳房的轮廓基础为脂肪和结缔组织，乳腺组织比例很小。脂肪组织呈囊状包于乳腺周围，叫作脂肪囊或脂肪体。运动虽然会减少脂肪，但只要适当进行胸部肌肉的锻炼，就能保持乳房结实、坚挺。

健身教练建议：仰卧扩胸、俯卧撑、平卧推、斜卧推等方法都能促进胸部肌肉增长。每天可以在早餐前或晚上临睡前进行锻炼，贵在持之以恒。其次是乳房按摩。它能增强性腺分泌激素的功能，并使卵巢分泌雌激素，从而促进乳腺发育。

不利于减肥的三种运动

大运动量运动 做大运动量运动时，不但使人体所需的氧气和营养物质相应增加，而且心脏的收缩力和收缩频率也明显加快，此时，心脏输出的血流量则不能满足机体对氧的需求，使机体处于无氧代谢的状态中。而无氧代谢运动既不能使脂肪作为主要能量来释放，又会产生一些不完全氧化的酸性物质，还使人体运动耐力有所降低。大强度的运动会使人体血糖水平降低，产生饥饿感并且会使食欲大增，这对减肥是极为不利的。

短时间运动 在进行有氧运动时，首先动用的是人体内储存的糖元素能量，在运动 30 分钟后，由糖元素向脂肪开始释放并转化成能量，大约运动 1 小时后，运动所需的能量以脂肪供能为主，因此，短时间的运动不利于健身减肥。

快速爆发力运动　人体肌肉是由许多肌纤维组成，主要可分为两大类：白肌纤维和红肌纤维。如进行快速爆发力的运动时，得到锻炼的主要是白肌纤维，而白肌纤维横断面较粗，因此易使肌群发达粗壮，用此方法减肥会使肌群越练越"粗"。

总之，想要达到全身减肥的目的，首先，运动后的心跳应在每分钟 120 ～ 160 次的范围内；其次，每次运动时间为 1 小时以上，而且要做耐力性和有氧代谢的全身运动，如健身操、慢长跑、长距离、长时间的游泳等。

有氧运动与无氧运动

肌肉运动的直接能量来源是 3- 磷酸腺苷和磷酸肌酸，在开始运动时，肌肉首先消耗的是储存在肌肉内的这两种物质，同时肌肉细胞通过无氧酵解的方式使肌肉的糖原代谢产生 3- 磷酸腺苷（不需要氧），当运动持续超过 20 分钟时，这种物质的来源主要是通过糖和脂肪的有氧代谢产生（即需要氧），如运动强度继续超过一定限度时，即心脏功能达到极限时，不能再输送更多的氧，此时肌肉细胞又动用无氧酵解的方式进一步提供有限的能量。

所以，无氧运动就是指时间较短的爆发运动，即阻力运动（如举重等），此时肌肉的能量来源主要依赖于肌肉储存的 3- 磷酸腺苷和无氧酵解葡萄糖补充的 3- 磷酸腺苷。有氧运动是指非爆发、并要持续一定时间的运动，此时肌肉的能量来源主要是通过有氧代谢产生。对于大部分的健身运动，常常是采用有氧运动的方式，但要达到一定效果，有氧运动也需要一定的运动量。

有氧运动增加"好胆固醇"

日本研究人员的一项科研成果显示，经常进行有氧运动可增加人体内"好胆固醇"——高密度脂蛋白的含量。人体中的高密度脂蛋白能将血管中的血脂运到肝脏中处理掉，俗称"好胆固醇"。

研究人员让被调查者每周定期做慢跑、骑车等有氧运动，在 27 周的时间内，被调查者每周平均进行 3.7 次有氧运动，每次活动的平均时间约为 40 分钟，每周平均消耗 1019 卡路里的热量。

研究发现，从事有氧运动的人平均每 0.1 升血液里的高度脂蛋白增加了 2.53 毫克，能够使高密度脂蛋白发生量变的最少运动量是每周 2 个小时，或相当于能够消耗 900 卡路里热量的运动量。对较胖的人来说，有氧运动增加"好胆固醇"的效果尤为明显。

有氧运动减肥最有效

众所周知，减肥要消耗卡路里燃烧脂肪。那些超负荷的有氧运动，如走路、跑步、跳舞、溜冰或是爬楼梯要比游泳、骑自行车或是水下无氧运动更加消耗卡路里。另外，脂肪的燃烧大多是在运动后的 12 ~ 24 小时内，在 10 ~ 150 个卡路里之间。如果很多人运动之后又大量地进食，就会功亏一篑了。

不适合儿童的运动

由于儿童身体各器官尚未发育成熟，有着许多和成年人不同的生理特点，因此把握好孩子的运动形式和强度就显得尤为重要。

不宜做负重力量练习　一般来讲，儿童生长发育时都是先长身高、后长体重，而且他们的肌肉力量弱，极易疲劳。如果这个时候让孩子过早地进行肌肉负重的力量锻炼，会影响身体的匀称发育；如果肌肉过早地受刺激变发达，会给心脏等器官造成较重的负担。

不宜过早地使用健美器械　因为用力憋气会引起胸腔内压力急剧上升，有碍静脉血回流，使心脏发生空虚性收缩，对心脏产生过强的刺激。

不宜拔河　从生理学角度来讲，儿童心脏正在发育中，而拔河需屏气用力，有时一次憋气长达十几秒钟，当憋气结束时，静脉血流就会突然涌向心房，损伤孩子柔薄的心房壁。另外，拔河还容易造成儿童腕关节脱臼和软组织损伤。

不宜长跑　人的高矮主要取决于全身骨细胞的生长，参加大能量消耗的长跑运动，会使儿童的营养入不敷出，骨细胞生长速度减慢，妨碍正常的生长发育。

不宜练习倒立　尽管幼儿的眼压调节功能较强，如果经常进行倒立或每次倒立时间过长，也会损害眼睛对眼压的调节能力。

女子健身六注意

1. 女子进行健身锻炼时，要根据不同的年龄、个人的健康状况及爱好来适当安排。年轻女性特别要注意经期保健，对于那些性腺内分泌的周期尚未稳定、月经期不准并且容易受干扰的女性，健身锻炼时要特别注意循序渐进。

2. 月经正常、身体健康状况良好的女性，在月经期可以做一些轻微的活动，不要完全休息，轻微的活动不但对身体无害，反而有利。

3. 有些女性月经期反应较重，常常出现食欲不振、头痛、嗜睡、经期较长等现象，如经医生检查无病理现象，也应参加一些健身活动。

4. 怀孕是女性的一个重要而特殊的阶段，实践证明，女性体质不好，影响胎儿发育，进行健身活动非常必要，一般应每周活动 3 次，每次20 ~ 30 分钟，再加上注意营养，保证睡眠，保持心情愉快，这对优生很有作用。

5. 女性产后，有些人缺乏保健知识，前二三个月躺在床上不敢下床活动，这实际上严重影响了母体健康和她对婴儿的喂养。产后 1 ~ 2 天可扶床慢步走，动作要轻缓，时间不要过长，产后 2 个月，逐渐恢复健身活动。

6. 从生理学角度看，女子的皮下脂肪比男子多，体温调节能力比男子强，氧的利用率高，所以女性更适合做一些耐力项目健身，特别是走跑运动能保持健美体形。

女性运动莫忘皮肤护理

专家提醒，虽然运动能促进血液循环，使气色红润有光泽，但运动中的皮肤护理也不容忽视。

运动时不要化妆，因为运动过程中，皮肤毛孔张大，汗腺活跃。如果化了妆，可能造成毛孔阻塞，不利于汗液和废物的排出，汗液与化妆品混合对皮肤也有一定的刺激作用。大量出汗后要及时清洗，如不清洗，汗水反复刺激，将导致皮肤刺痛瘙痒，出现红斑丘疹，甚至发生皮炎。运动后要及时补充水分，这是因为运动会大量丢失水分，使皮肤细胞处在脱水的状态，表现为皮肤干燥无弹性。如果在户外进行运动，还要注意防紫外线、风沙等对皮肤的侵袭。

女性运动 5 处易受伤

在运动中，女性身体有 5 个部位更容易受伤。

颈部和上背部 女性颈部肌肉和上背肌肉不发达，加上经常受焦虑情绪的困扰，使肌肉更容易处于紧张状态，因此颈部和上背部更容易受伤。可以通过练瑜伽或普拉提来提高这些部位的状况。

腕关节 敲击键盘，玩掌上电脑，发短信，都会导致腕关节疼痛。女性应注意让手腕充分休息，尽量用打电话代替发电子邮件。尽量让手处在自然的位置，适当活动手腕，这些都有助于腕关节的健康。

下背部 这是个很脆弱的部位。尤其整天坐在办公室，核心肌肉松弛，肌腱却时常处于紧张状态时，后背就会变得十分脆弱。锻炼时，可以多做腿部运动，少做扭腰运动，减轻下背部的压力。

膝盖 多种原因导致女性膝盖更易受伤：经常穿高跟鞋，爬楼梯太多，平足，腿部残疾等。一旦膝盖受伤，要及时咨询骨科或运动医学家，以缓解疼痛。

脚后跟 选择穿高跟鞋还是平底鞋，会对脚后跟的健康产生很大影响。当穿高跟鞋时，跟腱容易受伤，而穿平底鞋时，就没有这个问题。条件允许时，应少穿高跟鞋，并且保证每双鞋有足够的缓冲能力。

运动失当易引发五种妇科病

锻炼不当，尤其是超负荷运动，有可能引致妇科疾病。常见的有：

外阴创伤 活动中不慎，如外阴部与自行车的坐垫、横档或其他硬物相撞，容易发生外阴部血肿，严重者伤及尿道和阴道，甚至盆腔。外阴部的大阴唇皮下组织疏松，静脉丛丰富且表浅，受外力碰撞后很容易引起血管破裂出血，造成较大面积瘀血。

月经异常 国外专家调查从事较大运动量的少女，月经异常者占相当大的比例，多表现为月经初潮延迟、周期不规则、继发性闭经等，且运动量愈大初潮年龄越晚。其原因主要是由于剧烈运动会抑制下丘脑功能，造成内分泌系统功能异常，影响体内性激素的正常水平，从而干扰了正常月经的形成和周期。

卵巢破裂 剧烈活动、抓举重物、腹部挤压、碰撞等都可能会引起卵巢破裂，从而出现下腹部疼痛，甚至波及全腹。卵巢破裂一般发生在月经周期第 10 ~ 18 天，其中 80% 的黄体或黄体囊肿破裂，腹腔穿刺有血。

子宫内膜异位症 经期剧烈运动有可能使经血从子宫腔逆流入盆腔，随经血内流的子宫内膜碎屑有可能种植在卵巢上，形成囊肿。得了子宫内膜异位症后，患者常出现渐进性加剧的痛经，还常引起不孕。

子宫脱垂 妇女做超负荷运动，如举重等训练可使腹压增加，引起子宫暂时性下降，但不会出现子宫脱垂。若长期超负荷运动，就可能会发生子宫脱垂。有人试验，子宫位置正常的妇女负重 20 公斤时，宫颈位置没有明显变化；负重 40 公斤时，宫颈就有明显的向下移位。

中年男性如何健身

一般来说，人在 20 岁的时候，身体功能正处于鼎盛时期，因此，此时应多做一些运动，但要注意避免骨损伤等。30 岁的人身体功能已超过了顶峰，更不能忽视身体锻炼，还要注意心血管系统的锻炼。40 岁以上的人肌肉的可锻炼性已下降了 25%，体力逐渐下降，身体开始发福，此时选择运动项目不仅要有利于保持良好的身材，而且要能预防常见的老年性疾病。

40 岁之前：加强有氧锻炼 30 ~ 40 岁之间的男性体形一般刚刚开始有些变化：外部皮脂增厚，腰腹脂肪开始堆积。这个年龄段的男性一定要加强有氧锻炼，以达到比较好的减脂效果。慢跑、爬山、游泳等都是不错的选择。需要提醒的是，有氧运动一般在 30 分钟后才开始消耗脂肪，所以每次锻炼时间都不得低于 40 分钟。有氧运动一般都是全身运动，而器械则是针对身体某一部分某一组肌肉群进行的训练，因此应该根据身体状况安排器械计划，比如肩窄的男性可多练习肩膀肌肉等。

40 岁以上：注意健身保护 40 岁以上的男性骨骼中的钙慢慢减少，在健身中的一个突出问题就是容易出现运动损伤，尤其是骨折等。因此这个年龄段的健身运动一定要加强防护，尤其是对膝、踝等容易受伤的部位。同时，这个年龄段的男性皮肤和肌肉都开始退化，应减少大量的器械训练，还是应以有氧运动为主。随着年龄的增长，腹部肌肉的力量会减弱，尤其是一些常坐办公室的白领很容易发生腰背痛的问题。此时可做一些加强腰背肌的锻炼，如一些有针对性的伸展动作等。

复合运动益于老年人健康

专家提醒说："人体各器官的老化是一个不完全同步的渐进过程，单一运动方式难以达到全面促进健康的功效。老年人普遍采用的长走、跑步等运动方式对平衡能力、上肢力量和柔韧性的增强并不明显。"

据介绍，不同运动项目对老年人健康的功效不同，如果进行复合式健身，效果能更好地进行互补。比如将有氧运动、力量练习、休闲娱乐相结合，防病、健身效果会更加出色。

老年人并非运动量越大越好

运动量过大也会伤害身体，尤其是老年人。因为老年人随着年龄增长，身体各器官系统机能日渐退化，身体的活动能力、协调性和灵活性都逐渐下降。另外，老年人肌肉也有明显的萎缩，神经系统的协调反应能力比较差，如果做一些速度性和力量性的锻炼容易引起损伤。因而某些大运动量的运动不宜用在老年人身上。

老年人在刚开始运动时，运动时间最好短一些，运动量以轻度为宜，尤其是患有多种疾病或年龄较大者，只能做轻度运动。对于身体比较健康的或较年轻的老人，可用 6 ~ 8 周或更长的时间将运动量增加至中等。

老年人在运动时还要注意以下两点：①尽量避免做憋气用力的动作，比如举重等。由于憋气用力时胸腔内的压力突然升高，会使心脏的负担加重，使血液回心不畅，心输出量也相应减少，容易发生头晕目眩，甚至昏厥；同时由于血压猛升，容易诱发脑血管意外。②老年人运动不要和别人进行攀比，而勉强进行力所不及的运动，重在参与，意在健身。运动时应该心平气和，防止过分激动，以防意外。

老年人运动过量降低免疫力

老年人运动过量可使机体免疫功能受到损害，从而影响健康。因为老年人在剧烈运动时，体内会产生较多的肾上腺素和皮质醇等激素，当这些激素增加到一定数量时，可使免疫器官中的脾脏产生白细胞的能力降低，致使淋巴细胞中的细胞活性大大降低。一般来说，剧烈运动后的免疫力降低要持续 1 个小时左右，并经过 24 个小时以后才恢复到原来水平。如果此时遇到病菌、病毒侵袭，便容易罹患感冒、肺炎、胃肠道感染性疾病。因此，老年人进行体育锻炼要适度，以锻炼后精神饱满、不感到疲劳为宜。

老年人体育锻炼切忌随意性

体育锻炼不科学的主要表现是"过于随意性"。高兴了就去活动，不高兴了就作罢；兴致一来，便加快频度，加大运动量；还有的早起跑步，接着是气功、交际舞、迪斯科，白天还要打门球或乒乓球等。这些不科学的体育锻炼方法，有的因节奏太快，运动量过多造成身体不适应，诱发心肌梗死、血管意外等。

老年人毕竟已经体衰，许多人不同程度地存在某种疾病，如高血压、动脉硬化、心脑供血不全、肺功能低下等。所以，老年人每天体育锻炼的原则是：适量、轻慢、规律。活动的项目不宜过多，运动量不宜过大；选择的活动项目宜轻盈缓慢；每天活动的时间、运动量等应量力而行，以避免意外的发生。

老年人怎样运动不伤身

研究表明，运动前的准备活动一方面可使肌肉弹性增加，使其应激性上升，提高其收缩效率，增加关节的活动范围；另一方面也能调整心理，这些都有利于预防肌肉拉伤。一般来说，准备活动包括两部分：常规准备动作，如慢跑、骑自行车及根据不同运动采用缓慢有控制的操练。伸展练习就是将肌肉处于拉长位后缓慢地被动牵伸，次数以每天 3 ~ 6 次为宜。

加强肌肉的主动收缩，避免被动拉伸，主动收缩一方面可使肌肉内温度增高，使肌肉－肌腱的抗拉伸能力加强；另一方面产生的张力使得肌肉－肌腱连接部受到一定程度的牵拉，可起到缓冲爆发力、预防肌肉拉伤的作用。

为预防肌肉拉伤，还应充分考虑疲劳等因素的影响。疲劳的肌肉收缩力下降，因而易被拉伤。

适宜的运动量与运动强度是老年人参加锻炼时安全的保障。老年人的健身运动应从轻度活动开始，并控制在中度运动范围内（脉搏在每分钟

120 次左右），重度运动应慎用，剧烈运动为禁忌。运动时间一般应控制在半小时左右，有长期锻炼基础、身体健康者可适度延长。

老年人锻炼三重点

严重影响老年人生活质量的疾病多是神经系统、运动系统和心血管系统疾病，因此老年人锻炼时要侧重以下三方面：

注意椎体锻炼　椎体腔内脊髓是中枢神经重要组成部分。运动时应注重椎体活动，增强脊间韧带的柔韧性，保持椎体灵活，避免脊柱强直，可改善中枢神经系统功能。每天应有规律活动颈、胸、腰、尾椎，尤其是颈、腰椎，可依次做前后俯仰、左右转动等动作，幅度由小到大，速度要缓慢。

强化心血管锻炼　慢跑和快走均属有氧代谢运动，可加快血液循环，增强血管弹性，改善心肺功能，提高血液中高密度脂蛋白数量，降低和限制胆固醇在血管壁上的沉积，能减缓和预防动脉血管硬化。各人可根据自身情况，每天或隔天锻炼 1 次，时间 0.5 ~ 1 小时。

加强腿部和关节锻炼　老人要特别注意增强股四头肌、小腿和足部肌肉的力量，防止肌肉过早萎缩。可进行跑步、打太极拳，以及下蹲运动。此外，还应在锻炼中多做些四肢关节活动和韧带牵拉练习，以保持肌肉、韧带的弹性、伸展性和灵活性。

老年人运动三原则

老年人在掌握运动量上应注意三种生理现象，做到"酸加、痛减、麻停"。

酸加　老年人刚参加体育运动时，会出现肌肉酸胀的现象。这是由于肌肉中的代谢产物乳酸积聚过多，刺激神经末梢而引起的正常生理反应，此时运动量应当由小逐渐增大，让肌肉有个适应过程，酸胀感就会减轻直至消失。

痛减　患有颈椎病、肩周炎、腰腿痛等骨关节疾病的老人的体育锻炼之后，有时会出现局部疼痛，并且有逐渐加重的现象。说明这一部位的肌肉或肌腱有了隐性炎症反应。此时运动应当减轻或减少，避免炎症扩大。

麻停　有些老年人在运动之后，会感觉到身体某一部位出现麻木不适的现象。这是局部神经受压的征兆，大多数属于运动方法不当引起的生理反应。此时应当停止运动，或更换其他运动项目。

老年人运动有"三忌"

忌竞赛运动　老年人的心肌收缩力量减弱，血管壁的弹性降低，管腔变窄，血流阻力增大，本来心脏的负担已经很重，若再进行快速度的运动，将使心脏更加不堪承受。另外，由于呼吸系统的功能减弱，肺活量和肺通气量相应减少，会造成对心脏和脑部的供氧不足，加之快速度运动时耗氧骤然加大，极易产生缺氧晕倒在现场。如果原来患有高血压和心脏病，此时快速度运动更易促使脉搏率和血压骤然猛升而造成死亡事故。另外，由于运动器官的肌肉已经萎缩，韧带的弹性减弱，骨质开始松脆，关节活动范围减小，若进行较重的力量性运动，往往容易造成骨骼变形，轻则损伤关节的肌肉和韧带，重则骨折成疾。

因此，老年人一般不宜参加体育竞赛，应避免情绪过分激动，以保证安全。少数有锻炼基础的人，经医生检查同意后，才能参加一些同年龄组的友谊赛。

忌闭气运动　老年人由于呼吸肌的力量减弱，肺的纤维结缔组织增多，肺泡的弹性相应降低。若锻炼时用力闭气，就容易损坏呼吸肌和导致肺泡破裂，引起肺支气管咯血现象。因此，老年人不宜做较长时间的低头、憋气、下蹲、弯腰等动作，千万不要屏气使劲，以免使心脏血液输出量骤增，血压上升，脑部供血猛然增加，发生脑血管意外。

忌争强好胜　在比赛或争胜的过程中，会促使当事者神经中枢过度兴奋，引起血压升高和心率加快，以至于发生严重的后果。因此，老年人切勿好胜逞能。

老年人晨练要离树远点

大多数植物都是在白天进行光合作用，吸收二氧化碳，放出氧气，到了晚上或黎明时分，则会因为接触不到太阳，只能进行呼吸作用，像人一样吸收大量氧气，释放二氧化碳。在树木密集的公园里，如果风力很小，空气相对不够畅通，一夜释放出的二氧化碳就会大量沉积在树周围。因此，尽管早上室外的空气要比室内清新，但树木密集、空气又不流通的地方含氧量却不高。

老年人身体较弱，再加上高血压、心脏病等各种慢性疾病的影响，锻炼时，更需要大量的氧气来维持正常的呼吸和足够的体力。如果在这种情况下，还站在树下，不但呼吸不到新鲜空气，反而会吸入二氧化碳，严重时甚至可能由于氧气不足导致呼吸困难。

所以，老人在进行晨练时，最好选择在一些通风好、树木不太密集的空旷场所。或者选择在天完全大亮、阳光普照之后再到树下锻炼。此外，湖边也是一个较好的运动场所，因为水边空气中的负氧离子较多，比较湿润，对身体非常好。

老年人生病切勿坚持运动

患有某些疾病的老年人是不能坚持运动的，甚至是绝对不能运动的。

绝对禁忌证（不能运动） ①急性或亚急性疾病期；②发烧、全身症状严重、脏器功能代偿期；③体育锻炼可能发生严重并发症，如消化道、呼吸道出血等；④癌症有明显转移倾向；⑤先天性心脏病，锻炼引起发病；⑥需用药物治疗的高度心律不齐；⑦因关节炎正在药物治疗中；⑧严重贫血。

相对禁忌证（在医生监督下才可以锻炼） ①进行轻微运动即会引起呼吸困难的慢性肺部疾患；②糖尿病病人胰岛素治疗期；③近期有出血病史；④慢性肾脏病；⑤贫血正在治疗中；⑥用药后血压仍在 150/90 毫米汞

柱以上；⑦因关节炎正在药物治疗中；⑧有下肢血管病，步行困难；⑨显著肥胖；⑩抽搐性疾病经治疗病情尚未得到控制；⑪ 需要治疗的精神与神经疾患。

由于老年人身体健康状况个体差异很大，因此在开始健身活动之前，应严格进行身体的医学检查，以了解自己的健康状况及各脏器的功能水平，排除可能在运动中发生意外的隐患，并据此合理地选择运动项目和运动量。如有条件，可请医生根据各人的情况开出运动处方，以指导健身活动。

在运动过程中，老年人也应经常了解自己的脉率、血压及身体健康状况，以便自我监督。一般来讲老年人运动后应感到心胸舒畅、精神愉快、轻度疲劳、食欲和睡眠较好、脉搏稳定、血压正常。如果运动后出现头晕、头痛、胸闷、心跳不适、食欲减退、睡眠不佳及明显疲乏、厌练等现象，则说明运动量过大，应及时调整锻炼内容、运动量或暂停锻炼。

坚持散步益健康

正确的步行健身应当是挺胸抬头、迈大步，每分钟走 50 ~ 60 米，上肢应随步子的节奏摆动，每天步行 30 ~ 60 分钟，强度依自身体质而定，一般以微微出汗为宜，只要坚持 3 周就可见到明显效果。

具体而言，散步有如下好处：

强心的法宝　可提高患者的最大吸氧量，增加在最大活动量下的心搏量，降低安静时的心率和血管的外周阻力。根据测定，以 5000 米 / 小时（约 83 米 / 分钟）的速度步行，脉搏可增至约 100 次 / 分钟，若 6000 米 / 小时（100 米 / 分钟），则脉搏可增至约 110 次 / 分钟。

调整代谢的天然药物　饭前饭后散步是防治糖尿病的有效措施，中老年人以 3000 米 / 小时的速度散步 1.5 ~ 2 小时，代谢率提高 48%。糖尿病患者经一天的徒步旅行后，血糖可降低 60 毫克 / 升。

奇妙的镇静剂　可以缓和神经肌肉的紧张，而收到放松镇静的效果。神经衰弱、情绪抑郁、失眠、高血压等都是可以用散步来协助治疗的。

散步出智慧　在户外新鲜空气里散步，可以使十分紧张的大脑皮质细胞得到放松，这时候，各种各样创造性思维一涌而出、尽情奔放。在课间、工余和假日进行轻松的散步，对消除脑力劳动的疲劳、提高工作学习效率，都是有效的。

散步要"三定"

散步的确能够活动筋骨、缓解压力，但要真正达到锻炼的效果，必须抬起腿大步走，要记住三个"量"。

定时 很多人的锻炼是随机的，这种没规律的不定时锻炼，身体很难对其产生记忆。科学论证，最佳的锻炼时间应是下午3点到晚上9点。所以锻炼最好在这期间选一个固定的时间进行，到点儿就去做，人体就会记忆下来这种行为模式。这对控制血压、调节血脂、降血糖、改变血液黏稠度，以及改善红细胞的质量等都会有帮助。

定量 没有规律的走也不会让锻炼发挥最大的效能。所以在健步走锻炼时最好要确定一个运动量，每天用固定的距离或时间去走，给身体带来准确的锻炼刺激。

定强度 也就是说，不能今天散步，明天有劲儿了就去快走，这样锻炼的效果非常不好。正确的方法应该是每天用相对固定的强度去进行大步走。如何才算"大步"走？标准是：100米的距离，男士用90～100步走完，女士用110～120步走完，每天坚持走500～1000步。每次大步走的时候不要求快，一定要讲究质量，尽量把步子迈出去，迈得越远，效果越明显。

餐前快走降血脂

快步行走最好在餐前2小时进行，因这时食物已从胃中排空，心脏负担下降了，且不用担心饱餐后运动会造成胃下垂及肠套叠。一般速度控制在10千米/小时，时间保持在20～30分钟之内。

散步甩手治气喘

在散步时如经常甩手，可强化心脏功能，预防大脑老化，对高血压、气喘等疾病有显著疗效。方法是，散步时步伐要缓慢，心态要平静，双手像钟摆那样前后甩动，边走边甩。初始每次 5 ~ 10 分钟，以后逐渐增加活动量。如遇天气不好，可在阳台或客厅内，自然站立，双脚叉开与肩同宽，然后静心闭目，前后甩手同样能收到疗效。

慢走比快走更适宜减肥

人们普遍认为，运动速度越快，消耗的能量就越多，也就越利于减肥。但最新研究发现，慢走反而比快走更有利于成年人减肥，慢走 1 英里（约等于 1.6 公里）比快走 1 英里消耗的热量更多。

美国研究人员发现：慢走或散步不仅能消耗掉更多的热量，而且慢走比快走更安全，得关节炎或使关节受伤的危险小。研究人员说，剧烈程度高的锻炼能够减少心脏病或其他慢性病的危险，但慢走则有助于人们在缓解关节压力的同时保持活力。

步行锻炼后的保养

坚持用热水泡脚，以缓解足部疲劳，然后放松两腿，用手由下至上按摩，能促进新陈代谢、排除毒素。加强腿部柔韧性是防止肌肉僵化的有效途径，工作或休息时，坐在椅子上，将腿伸直，然后做勾脚尖、绷脚尖的运动，小小运动可以发挥美化小腿的作用。

科学散步方法各异

普通散步法 用慢速（60 ~ 70 步 / 分钟）或中速（80 ~ 90 步 / 分

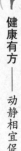

钟）散步，每次 30 ～ 60 分钟，可用于一般保健。

快速步行法　每小时步行 5000 ～ 7000 米，每次锻炼 30 ～ 60 分钟，用于普通中老年人增强心力和减轻体重，最高心率应控制在 120 次 / 分钟以下。

定量步行法（又称医疗步行）　在 30° 斜坡的路上散步 100 米，以后渐增至 50° 斜坡的路上散步 2000 米，或沿 30° ～ 50° 斜坡的路上散步 15 分钟，接着在平地上散步 15 分钟。此法适用于有心血管系统慢性病和肥胖症的患者。

摆臂散步法　步行时两臂用力向前后摆动，可增进肩带和胸廓的活动，适用于呼吸系统慢性病的患者。

摩腹散步法　一边散步，一边按摩腹部。该方法适用于防治消化不良和胃肠道系统慢性疾病。

变着法走路能治病

在行走运动中，进行多姿势行走，对祛病延年、快乐健身是大有裨益的。

扭着走　有点像竞走，可以促进排便、防止便秘，特别是对于减少直肠癌的高发会起到一定的作用。人的内脏器官在胸腔、腹腔内由极细的网膜悬挂着。当坐或躺着的时候，内脏是极其拥挤地"堆"在一起的，当身体抖动起来时，身体的内脏就会因获得活动的空间而倍感"舒适"。所以大步走再加上一些适当的肢体动作，比如腰部的扭动等，会有效刺激内脏的搅动，相当于"按摩"心、肝、胃、肠等内脏器官，可以有效地预防很多疾病的发生。

抬腿走　就像走正步一样，不仅可以防治跌倒，还可以防止疝气。专家说，在脊椎骨两侧的前面有两条肌肉叫卡腰肌，卡腰肌对人的作用非常重要，如果长期得不到锻炼，这种功能性退化就容易引起疝气，尤其是越瘦的老人越容易得。但是如果每天坚持定时定量的正步走，就可以达到预防老年人疝气的效果。

弹力走　每天这样走，那么每走一步就会使脚下几十块对生命非常重要的肌肉保持健康的活力。"凡是有脚垫的人，只要坚持弹力走，三个月以后基本可以使脚垫减轻或消失，而且可以降低脚踝骨骨折的概率。"

横着走　横着行走益处有三点：①锻炼了腰三角肌和腿胯部肌肉群肌力；②增强了关节的灵活性，提高人体的平衡能力；③有益于血液的有序流动，促进机体新陈代谢，特别是能保持腿部活力的持久不衰。

倒退走　现代医学研究证实，倒退走可以锻炼腰脊肌、股四头肌和踝膝关节周围的肌肉、韧带等，从而调整脊柱、肢体的运动功能，促进血液循环。长期坚持倒退走对腰腿酸痛、抽筋、肌肉萎缩、关节炎等有良好的辅助治疗效果。

脚尖行走　提起足跟用脚尖走路，可促使脚心与小腿后侧的屈肌群紧张度增强，有利于三阴经的疏通。

脚跟行走　抬起脚尖用脚跟走路，两臂有节奏地前后摆动，以调节平衡，以利于疏通三阳经。

内八字行走　一般人行走多为外八字或直线前进，如改为内八字行走，可消除疲劳。

暴走的好处

塑身　行走可以帮助全身的肌肉和肌腱得到运动，锻炼出平展的小腹、匀称的小腿和结实的臀部。

减肥　是消除多余脂肪的有效运动，还可以帮助你调节饮食习惯。

治疗　徒步旅行可以提供你良好的心态，并让你更多地了解自己的身体。

增寿　每天走上 5 千米，有助健康长寿。

结识朋友　在旅行中，你会结识很多志同道合的好友，以此扩大自己的社交圈。

科学合理的暴走方法

走路的速度　既然有心锻炼，那么最好有一定的速度。专家认为，用每小时 5 ~ 6 公里的速度比较好。速度的快慢是决定锻炼效果的关键因素，通常因人而异，可分为慢步走（每分钟 70 ~ 90 步）、中速走（每分钟 90 ~ 120 步）、快步走（每分钟 120 ~ 140 步）、极快速走（每分钟 140 步以上）。最好的行走速度是走而不喘；不要时快时慢，时跑时停，尽量保持匀速。

走路的姿势　不要双手插在口袋里，也不要双手背在后面，应该前后自然摆动，挺胸抬头吸肚，头顶部百会穴向天顶，脚尖指向正前方，不要外八字也不要内八字，步幅均匀。步行的正确姿势，是用脚趾尖踢出，而以脚跟着地。查看鞋底磨耗情况，可了解步伐是否正确。徒步是种全身运动，注意通过摆臂来平衡身体、调整步伐。

调整呼吸　如果速度不快的话，可以完全用鼻子呼吸，如果速度快了，可能感到气不够用，此时可以用鼻子吸气用口呼气。对心率的感觉是，心跳比平时快，可以超过 100 次 / 分，但是不要过快，以自己能够承受不难受为限。

暴走的技巧

1. 多做小休息，让心肺和肌肉有回复的机会。少做大休息，不要令身体冷却，举步维艰。

2. 注意及时补充水分。一般来说清水是最好的补充剂，含少量糖分的饮品可以饮用，长时间运动下可以饮用电解质饮料。不要喝酒、咖啡或浓茶。

3. 暴走时尽量穿平底鞋，最好是运动鞋或防滑鞋；在双脚与鞋摩擦多的地方，可以涂些凡士林或油脂类护肤用品，以减少摩擦，防止脚受伤。

4. 山路徒步时最好在小腿上绑上绷带，一方面防止被蚂蟥咬伤而流血不止，另一方面促紧小腿肌肉，减少抽筋。

5. 暴走要注意自我保护，步行的路线应该选择空气较好、污染少、行人车辆较少的路段。

暴走姿势细讲解

头、肩和胸 抬头挺胸，直视前方，肩膀打开，双臂自然下垂。这样有助于上身舒展，双臂放松。

手臂和双手 手臂应该弯成 90°，前后摆动，而不是左右摆动。

臀部、大腿和双脚 靠臀部而不是大腿来带动行动，要让臀部自然松弛。快步走不仅可以消耗体脂，同时也提升臀部，使臀部变得更加坚挺有弹性。坚持天天走，可以使臀部在短短的一个月内明显提升，达到完美修身的效果，还有助减肥。

暴走时还要注意 全身放松、关注脚底（最好脚后跟先着地），这样才能达到通过暴走健身的作用。

暴走建议

一定要按照自己的速度来走 不要逞强埋头猛走，这样会大量消耗体力，结果是欲速则不达。不要去追赶别人，走自己的节奏。如果和好多人一起徒步，最好找一个和自己速度差不多的同伴同行。

学会休息的步法 对于走路，每个人都有一套自己的办法，在徒步的时候，应该用一个自己比较舒适的方法走路，这样的你的体力能够得到科学有效的利用。

并非所有脂肪肝患者都适合暴走

并非所有类型的脂肪肝患者都适合通过运动来消除。

不提倡脂肪肝患者通过剧烈运动在短时间内消耗掉肝内囤积的脂肪，

因为这个过程如果太快，其间又不注意饮食和生活调理，很可能伤及肝脏，严重的甚至导致肝功能衰竭。脂肪肝除了营养过剩所致外，营养不良、药物影响、病毒性肝炎、长期饮酒也都可能造成脂肪肝。营养过剩造成脂肪肝或酒精性脂肪肝合并肥胖，大量运动才有效。

暴走不当可能引起的伤害

暴走如果姿势不对，容易引起急性跟腱炎、跟腱滑囊炎、跟腱自发断裂。一旦发生跟腱自发断裂，后果非常严重。如果运动不当，还可能诱发小腿筋膜间隙综合征，严重者可造成小腿肌肉坏死，出现血管和神经功能障碍，落下残疾。另外，如果长期暴走且不注意协调平衡，可引起小腿和足部的疲劳性骨折。而这些伤害可能是终生的。

暴走要因人而异，要循序渐进，做到训练有素，做好自我保健。那些平时就有腰部疾患和髋、膝、踝关节疾病的人，应禁止加入暴走的行列。

暴走族最好找一个和自己速度相同的同伴同行。起步时可以放慢一点，让身体预热，5～10分钟后可加快步伐。暴走时不要只顾低头走路，暴走不是自虐，不应该忽略了路边的风景。暴走的热量消耗大，应该及时补充水和食物。在徒步行走的过程中要注意科学休息，一般每走50分钟需要休息10分钟，不同的人可以根据自己的情况进行调整。

老年人暴走要量力而行

只要在暴走后，身体能适应，就可以坚持。正常人坚持两三个月后，精神状态会有改变。但是对老年人来讲，强度不要太大，患有心脏病、糖尿病、脑血管疾病的老年人，暴走的时间不要持续太长，应量力而行。

北欧式暴走更健身

北欧式暴走是目前流行于世界的强身方式。它是在暴走的过程中，手中持有两根类似于滑雪杖的行走杖。这种大踏步而又快速的行走方式，再加之训练者手臂、背部和颈椎部因使用那两根行走杖所产生的力量，加大了卡路里的消耗。从健康角度而言，还能获得 1+1>2 的效果。

慢跑——健身首选

研究表明，进行轻松的慢跑运动能增强呼吸功能，可使肺活量增加、提高人体通气和换气能力，慢跑时所供给的氧气较静坐时可多 8 ～ 12 倍。氧气对维持人体生命活动是必不可少的，吸氧能力的大小又直接影响到心肺功能。

慢跑运动可使心肌增强、增厚，具有锻炼心脏、保护心脏的作用；慢跑可使血流增快、血管弹性增强，具有活血祛瘀、改善血液循环的作用。慢跑时冠状动脉血流量较安静时可增加 10 倍，即每分钟血流量可达 1200 ～ 1400 毫升。坚持长期慢跑的人，平时心跳频率可下降到每分钟 50 ～ 60 次，这使心肌得到较长时间的休整。

慢跑能促进全身新陈代谢、改善脂类代谢，可防治血液中脂质过高，从而起到防治冠心病、高血压等疾病的作用；慢跑还可控制体重，预防动脉硬化，调整大脑皮层的兴奋和抑制过程，消除大脑疲劳。

慢跑运动还可使人体产生一种低频振动，可使血管平滑肌得到锻炼，从而增加血管的张力，能通过振动将血管壁上的沉积物排除，同时又能防止血脂在血管壁上的堆积，这在防治动脉硬化和心脑血管疾病上有重要的意义。

跑步讲科学，健身效果好

跑步这项最基本的运动，其实有许多科学性在里面，如果平时锻炼不注意，是很容易造成运动损伤，而且即使体力已经消耗殆尽，也没什么健身效果。

跑步低头　有的人跑步时愿意低头。这种姿势就不正确。跑步时要保持头和肩膀的稳定，尽量让头朝着正前方，除非道路不平，否则不要低头，两眼要注视前方，不能窝胸，要把胸打开。

手臂摆动幅度大　有人跑步时手臂摆动幅度很大，似乎可以锻炼到手臂，不过大幅度的姿势并不正确。正确的应该是左右动作幅度不要超过身体正中线，保持手臂的放松，肘关节大约呈九十度角。

上身挺直　有的人在跑步机上跑步时，上身挺得直直的。这样其实也是不对的。跑步时，腰部要保持自然的直立，但不能过直，而且要保持身体前倾状态。前倾状态可以减轻膝关节的重负，减少运动伤害，而且还能保持较高的动力。

步伐大　有的人跑步的步伐特别大，小腿伸得特别远。这样也是不正确的。因为，步伐太大就会用脚跟着地，对骨和关节有损伤，正确的姿势应该是用脚掌着地，这样可以起到一个缓冲的作用，不会损伤到骨骼。

此外，一双好鞋对于跑步效果也有很大影响。对于正常脚型，选择减震功能好的鞋子。如果是扁平足，那么应该选择稳定性和弹性很好的鞋子。而对于足弓很高的人来说，就应该选择轻巧型的。

结伴跑步更益健康

德国研究人员称，跑步有助于人注意力集中，并增加其记忆力。

美国一个研究小组认为，对德国科学家"跑步增强记忆力"的说法不能一概而论。他们发现，单独跑步者在途中往往会产生孤独感，孤独感对身体没什么好处。由此，他们强调指出，人在跑步时，最好是几个人结伴进行，这样做更有益于大脑健康。

花样跑步，事半功倍

如果根据自己的健身目的，选择合适的跑步方式，健身效果将会事半功倍。

小步跑　上体正直或稍前倾，重心抬高，骨盆前挺，全身舒展。在放松膝关节之后，两腿交替屈膝抬举后，迅速放松下落，小腿顺势向前迈一小步，用前脚掌着地，完成"扒"地动作，并迅速伸直踝、膝、髋关节，同时两臂屈肘，肩放松，配合两腿动作做前后摆动。这种跑步方式能提高关节灵活性、柔韧性和动作频率。

高抬腿跑　上体正直或稍前倾，身体重心提高，骨盆前挺，全身放松舒展。先一腿屈膝抬高，大腿与躯干接近直角，然后下压，用前脚掌着地，并迅速伸直踝、膝、髋三个关节，同时两臂屈肘配合抬腿动作，进行前后摆动。然后换另一条腿，两脚交替进行。这种跑步方式可增强腿部肌群的力量，提高关节的灵活性、柔韧性和动作频率。

变速跑　跑的过程中先快跑一阵儿后，再慢跑一阵儿，快、慢交替进行。可根据自己情况随时改变速度。一般开始时采取较慢速度的变速跑，逐渐提高速度，增加运动量。这种跑法不仅对一般耐力发展有好处，而且能提高机体的速度耐力素质以及各项生理机能。

侧身滑步跑　向左跑或向右跑。向左跑时，右脚先从左脚之前向左移动一次，左脚则从右脚之后向左移动一步。向右跑时，左右脚方向正好相反。注意跑时左右脚移动最好在一条线上。这种跑步方式可解除其他跑步方式的疲劳，又可增加跑步的趣味性，还可使全身肌肉关节都得到很好锻炼，增加机体的灵活性、敏捷性、协调性及平衡能力。

旋转跑　这是倒序运动的一种，既不同于正常跑，又不同于侧身跑，实际上是向前跑、侧身跑等几各方式的综合。这种跑步方式可促进全身血液循环和脑部供氧功能，使各器官得到锻炼，有利于提高人体平衡能力。

原地支撑后蹬跑　骨盆前倾，使后蹬做得积极充分，上体略前倾，后蹬腿充分伸直，使髋、膝、踝关节在一条直线上。最后通过脚趾扒地腾空，同时另一条腿膝盖领先向前上方摆出。这种跑步方式可增强髋、膝、踝关节的伸肌力量，提高跑步速度。

养生健身跑

慢速放松跑　适用于体质较差的人。步伐轻快，肌肉放松，姿势自然，运动时间长，运动量以不大喘气为限，适用于晨间锻炼或运动后的辅助锻炼，也可在跑步器上进行原地慢速放松跑。

上坡跑　是针对下肢力量锻炼的一种有效方法，运动时较累，运动量较大。

下坡跑　着重于下肢肌肉耐力的一种锻炼，对于下肢失用性肌萎缩最具治疗作用，运动后疲劳明显。

定时跑　比较适用于初学者，运动量可以自行控制。

倒跑　对松弛腰背部肌肉有明显作用，可以防治腰腿痛。但要防止足跟受损。

折返跑　方向不断地改变，在慢跑的基础上掌握，有助身体协调性的培养。

休息跑　多用于运动之后，可以很快消除因大运动量带来的不适感，是一种积极的休息方式。亦可选在晚间进行。

"雨跑"　在雨中慢跑能起到更好的保健作用。一场毛毛细雨能消除灰尘，让空气更清新，同时会产生大量负氧离子，此时在细雨中慢跑，能松弛神经、降低血压、提高新陈代谢。所以运动学专家指出，雨中慢跑不仅能预防感冒、增强自身抵抗力，还是一种很好的健脑活动，有利于大脑由紧张趋于平静，可以起到对心理和精神上的调节作用。

"水跑"　水的阻力是空气阻力的 12 倍，在水中慢跑 45 分钟即相当于在陆地上跑 2 小时，因此在水中跑是一项更有效的健身法。做水中慢跑运动时，身体应垂直悬浮于水中，鼻孔比水面稍高一些，四肢一起划动。水中慢跑要循序渐进，一般在水中慢跑 5 分钟后，再逐渐加速，并以休息和运动两种状态交替进行为宜。

跑步时要注意准确呼吸

人在跑步时，人体所需氧气量随着跑步速度加大而相应增加，为了改变这种情况，需要加快呼吸频率和增加呼吸深度。但是，呼吸频率的加快是有一定限度的，一般最有效的范围是每分钟 35 ~ 40 次。如每分钟最高达到 60 次，平均一秒钟就要进行一次呼气和吸气，这样势必使呼吸变浅，换气量减少，影响氧气的吸入和二氧化碳的排出，使血液中二氧化碳深度升高，氧浓度降低。

注意呼吸节奏均匀　跑步时，有意识地把双脚步伐节奏与呼吸节奏协调起来，一般来说，根据自身体力状况和跑步速度变化，可以采取二步一吸、二步一呼，或三步一吸、三步一呼的方法。当呼吸节奏与跑步节奏相适应并形成习惯后，就可避免呼吸急促表浅和节奏紊乱，对加深呼吸的深度极为有利。同时还可减轻呼吸肌的疲劳感和减轻跑步中"极点"出现所带来的不良反应。

跑步时采用鼻子吸气　跑步时采用鼻子呼吸并与跑步节奏相协调，能满足体内氧气要求。随着跑步距离和强度加大，氧气需要量增加，改用口鼻吸口呼的呼吸方式，在吸气和呼气时要做到慢、细、长，嘴微张呼气，忌大口快速呼吸或者喘粗气。跑步时呼吸急促，感气憋不畅时，是由于呼气不充分，二氧化碳排出不充分占据在肺泡之中，限制了氧气的吸入。要想加大呼气量，就用口呼气，并有意识加大呼气的量和呼出的时间。

跑步姿势不对伤身体

跑步的姿势不正确，不仅达不到理想的健身效果，还有可能给身体健康带来损害。

全脚掌着地　很多人在跑步时习惯全脚掌着地，其实这种落地方法并不正确，由于落地时没有缓冲和过渡，很容易"蹲脚"，而且还容易震伤颈椎，在柏油马路等硬地上跑步就更加如此，长此以往还容易引发胫骨骨膜炎。

步幅过大　人们在刚开始跑步健身时，总喜欢增大步幅来提高锻炼效果，其实增大步幅势必造成腾空时间长、重心起伏大、落地力量重，这样对人体的震动会增大。在跑步机上锻炼时更要根据自身能力选择合适的速度，超出自身能力范围的步幅和步频，可能会增大运动风险的概率。

内外八字　日常走路时，很多人会有"八字脚"，跑步时如果仍然是"内八字"或"外八字"，那么膝盖和脚尖就不能保持在同一个方面上，这会加重膝关节的负担，长时期下来容易造成膝关节等部位的损伤。

仰头或低头看电视　很多健身房为了让运动者摆脱枯燥感，在跑步机上方或机子上安装了电视，因此很多人在跑步时不是仰头就是低头，这样会增加颈椎的负担和震动。跑步时，头部应该自然保持正直，双眼平视前方。

左摇右摆　有的人特别是青少年在跑步时喜欢身体左右摇晃，觉得这样跑起来"带劲"，就像骑自行车的"摇车"动作一样，其实这样不仅会增加不必要的体力消耗，而且会破坏跑步的直线性，影响速度和效果。

跑步谨防"跑步膝"

跑步过快，或者每次跑步的时间过长，可以引起损伤，其中"跑步膝"便是最常见的一种。

"跑步膝"引起的疼痛位于膝盖骨（也称髌骨）前下方一个叫髌腱韧带的地方。主要是由于跑步时大腿肌肉反复收缩，使膝关节重复地屈曲、伸直，造成髌腱韧带承受的压力过大。当这种压力达到一定程度后，容易引起髌腱韧带的细微损伤，长此以往可以产生局部的无菌性炎症，以及髌腱的变性，甚至发生撕裂。

刚出现"跑步膝"时，病人只是在跑步之中或跑步之后感到疼痛，每当坐下并伸直腿时疼痛加重。如果患肢长时间维持某个姿势，则可以出现关节僵硬，但很少出现关节肿胀。跑步者一旦发现膝关节疼痛，特别是髌腱韧带处出现疼痛，即应减少运动量，疼痛比较严重的应该停止跑步 2 ~ 4 周，同时口服一些抗炎药物。

跑步中注意疼痛

人们在跑步时或结束后有时会感到身体某些部位疼痛不适。有些疼痛可以淡然置之，但有些疼痛则应引起重视。

首先应注意胸部出现的疼痛，它可能会波及肩部，这也许是严重的心肌梗死征兆。如疼痛不能马上消失，应立即请医生治疗。这种疼痛感觉上不是呼吸困难、燥热等引起的疼痛。

接下来是头痛和腹痛。如果跑步停止几小时仍疼痛得很厉害，很可能出了问题，应到医院检查。相反，很多此类疼痛也可能是身体长期不运动的惰性反应，或者是运动量超过限度。

除了上述疼痛外，人跑动时，很可能出现上臂或肩部的肌肉酸痛。为了防止头部下垂，颈部肌肉会比平时紧张，这样又会出现颈部肌肉僵直，背部肌肉有时也会酸痛。所以，跑步后洗个温水浴便会感到轻松。

出汗后不要马上终止跑步

运动开始时，肌肉组织参与工作的速度要比内脏器官快得多。因此，在跑步开始阶段，常会出现血液循环不能满足肌肉运动需要的现象，造成肌肉供氧不足、代谢产物（乳酸）堆积和内脏器官功能紊乱，从而出现运动减慢、肌肉酸痛、呼吸困难等现象。当这个信息通过神经和体液反馈给神经中枢后，神经中枢就会指令加快呼吸和血液循环，以满足机体活动的要求。一旦组织缺氧得到改善，机体散热系统就会全面开放，开始排汗。这时，机体组织已经全面动员，并开始接受强度负荷，从科学角度讲，计算跑步时间应从这时开始。但是，有些人却将出汗误解为运动足量的标志，刚一出汗就不跑了。结果不但没有起到强身健体的作用，相反还造成了大量的代谢产物堆积，这对健康是不利的。

长跑的注意事项

长跑有益身体健康，又是一种简易而有效的健身方法。但是如不掌握一些技巧，会使身体处于极度疲惫的状态，反而达不到健身的目的。因此，在长跑运动时要注意以下事项：

跑前做简单热身操　跑步前应做全身和脚部的缓和性热身运动。由于跑步对膝关节压力较大，因此要加强对膝关节的活动。

长跑最好四步一呼吸　长跑属于有氧代谢运动，在跑步过程中，人体对氧气的需求量会不断增加，一般情况下，以四步一呼吸为宜，并尽量保持在这一节奏上。刚开始长跑时，由于氧气供应落后于肌肉活动的需要，会出现腿沉、胸闷、气喘等现象，特别是不经常锻炼的人感觉会更明显，这时应停下来，用步行加以缓解，如感到极为不适，应停止长跑。

跑后仍要漫步几百米　专家提醒，长跑后不要马上停下休息，最好漫步几百米，再做一些力所能及的腰、腹、腿、臂的活动，使身体各部位逐渐地彻底放松。

特殊天气跑步的注意事项

热天跑步　要注意防中暑。夏天，气候炎热，如果不注意长跑的锻炼方法，就很容易发生中暑，产生头晕、呕吐、头痛，甚至昏迷。在高温炎热的季节里长跑，宜选择在清晨或傍晚，地点最好是公路两旁的林荫下；烈日下应戴白色凉帽，穿浅色而宽松的薄衣；注意饮水卫生，不要一次喝水较多，要多次少量地喝些淡盐水。

冷天跑步　要注意防受寒和运动损伤。衣服、鞋袜要温暖而合适，但不宜过多，以免衣服过多使动作不便，身体容易产生疲劳；要带好防寒用具；注意跑前要充分做好准备活动，防止肌肉、韧带和关节的损伤。

雨天跑步　要注意防滑倒。在下小雨时，要戴上帽子，穿上短雨衣，在柏油路上跑，跑速不要太快，以防滑倒。

雪天跑步　要注意防滑倒和雪盲。在下小雪时，要在平坦的路面上跑，鞋底不要滑；在积雪较多的地带，跑步时要戴保护眼镜。

风天跑步　要注意防冷风刺激咽喉和气管。不要张大嘴吸气。顺风时，步子要小，频率要快；逆风时，身体倾斜角度要增大，两臂和两腿要用力摆。如风太大，尘土飞扬，应找避风的地方进行练习。

雾天跑步　在有雾的天气里，田野里的空气依然是很新鲜的，可以在这种环境里练习跑步。但城市里，不要在有一氧化碳和二氧化硫等废气污染的地方跑步。

哪些病人不宜长跑

有些病人不适宜参加长跑锻炼，否则可导致不良后果。①做轻微的运动，胸部也会出现闷胀或疼痛（心绞痛）的冠心病人；②近期内发作过心脏病的人、患风湿性心脏病的人、患有某种先天性心脏病的人、因高血压病或其他心脏病而使心脏严重肥厚者以及严重心律失常的人；③血糖值过高或过低及血糖经常波动的糖尿病人；④经药物治疗难以控制的高血压病人，如收缩压持续达到或超过 180 毫米汞柱，或舒张压持续达到或超过110 毫米汞柱；⑤超过标准体重 16 公斤以上过度肥胖的人；⑥处于急性期的各种传染病人；⑦发生过内脏出血，尤其内脏出血痊愈不久的病人；⑧急慢性肝、肾病患者，特别是肝硬化腹水及肾功能不全的病人；⑨稍运动即呼吸困难的急慢性支气管炎及肺病患者；⑩有严重血管病变，尤其是下肢血管病变的病人。

跑步机健身六注意

通风　室内的新鲜空气没有户外充足，天冷又很少开窗户。因此，跑步机应放在通风的地方，最好打开门窗，使空气流通，防止缺氧。

时机　饭后不宜马上跑步，不然会造成胃下垂、消化不良、胃痛等病症。最好在饭后 40～60 分钟后再跑步，这样较好。同样道理，也不宜空腹、饥饿时跑步，否则易发生低血压、低血糖，出现心慌、头晕、冷汗、晕厥等症状。

时间 跑步多长时间要因人而异，一般中年人 20 ~ 30 分钟内较好，老年人 10 ~ 20 分钟为宜，不宜时间过长。因长时间跑步，运动负荷过重，可引发或加重疾病，得不偿失。因此要循序渐进，逐渐增加时间。

心率 跑步的目的是锻炼身体，强度不够达不到锻炼的目的，因此要根据自己的身体选择适当的运动强度。心率最好控制在 130 次 / 分以内，以免发生不测。

速度 跑步机上都有速度标志，在跑步时可以选择一个适合自己的速度来跑。例如慢跑可以选每小时 5 千米左右的速度。如想再快点，也可以定每小时 7 ~ 9 千米的速度，这对中老年人就可以了，不要把速度定得太快，以防摔倒或引发心脏病。

交替 跑步时，应先慢后快，方法是先慢跑 5 ~ 10 分钟，热热身，再快跑 5 ~ 10 分钟。也可以慢、快、慢交替进行跑步，方法是先慢跑 5 分钟，再快跑 5 分钟，如此反复。要切记的是，不可快跑后马上停下来，以免气血壅滞、气机逆乱而发病。

打乒乓球要护好膝盖

在打乒乓球的过程中，膝关节始终处于半屈曲位，关节处于不稳定状态。若膝关节力量薄弱，在突然失去重心时，就容易造成膝关节内外两侧副韧带的运动损伤。另外，膝关节损伤也和乒乓球的打法有关。例如，削球型打法下肢的活动较多，幅度大，造成膝关节负担过重，容易发生损伤。

因此，要根据个人情况调整打法类型，也可以加强膝关节的锻炼以减少损伤发生，如通过站桩、蹲马步走来加强股四头肌的力量；通过压腿、劈叉来提高股后肌群的柔韧性。

为了防止损伤，打球时应采取一些预防措施。首先，打前一定要做好准备活动，包括慢跑、关节的旋转及牵拉。其实，打球时不要单面运动，总是一个角度，老打正手或是反手，这是不平衡的运动，容易出现肌肉劳损。此外，通常半小时为一节比较好，但在休息的时候不能歇着，而应稍微走一走以放松肌肉、消除疲劳。

更年期跳舞益处多

实践证明，更年期坚持跳舞可以减少消化不良、肥胖、失眠、抑郁症、痔疮、高血压和动脉硬化等病症的发生。美国的一份研究报告表明，处于更年期的人多跳舞可以明显减轻智力衰退，从而减少得痴呆症的风险。不仅如此，跳舞还能对失眠、背痛、高血压、糖尿病和抑郁症等有辅助治疗作用。如跳舞能使失眠患者睡眠改善；可使糖尿病患者的血糖降低；患风湿病的人跳一些轻松的舞能改善身体和心理健康状况、减轻病痛。总之，跳舞不但可使人们体型健美，而且可使人的神经、心血管、消化、泌尿生殖系统都得到充分的锻炼。

一些舞种的神奇"疗效"

科学家发现，一些舞种甚至有治疗疑难杂症的功效，专家极力推荐大家学跳舞，尤其是中老年人。意大利研究人员发现了一种适合心脏病患者康复的新方法：跳华尔兹。研究人员对110位平均年龄为59岁的心脏病患者进行观察，发现华尔兹对病人心脏的康复和跑步机一样有效。一系列的对比实验都表明，它的疗效非常好。接受"华尔兹疗法"的病人的身体状况都有明显的改善，他们的睡眠质量和精力都比以前有所提高。这已经不是研究人员第一次发现国标舞的医学效用了，早有研究证明，它还有助于预防老年痴呆症。

为什么国标舞有这么神奇的"疗效"呢？专家列出了三大理由：首先，跳舞让血液循环加速，增加了老人脑部供血量；其次，跳舞的人能抛开各种压力，心情愉快，不会孤独；第三，跳舞对脑部"运动"提出了挑战，人们必须记住舞步，要和舞伴配合。专家说"国标舞是一项综合运动，它锻炼的可不只是体能。"

老年人跳舞有禁忌

不要穿硬底鞋　舞场地面平滑，老人穿硬底鞋跳舞容易滑倒，要当心扭伤或发生骨折。硬底鞋弹性差，地面反作用力也大，有损于小腿肌腱和关节组织。

不宜跳过于剧烈的舞　老年人心血管弹性较差，过于剧烈的舞会使交感神经过度兴奋，导致呼吸加剧、心率加快、血压骤升，可诱发或加剧心血管疾病。

不要饱腹起舞　老年人消化功能差，饱腹跳舞会影响消化功能，导致胃肠道疾病的发生。

不宜跳舞的患者　心血管疾病患者在病情未得到控制时，跳舞易导致血压升高，发生心肌梗死、猝死等意外。疝气、胃下垂、脱肛者可能因跳舞加剧症状。患有耳源性眩晕、颈椎综合征等疾病的老人在跳舞时易摔倒，严重者可发生骨折。

跳广场舞的十大好处

健美　广场舞操练对形态、姿态、健康等方面都有较高的要求，经常加入排舞操练是一项很好的形体练习，健旺身体的各个部位的肌肉群，以及增添骨骼的骨密度。

健心　在翩翩起舞的过程中，人的注意力必然都集中在赏识优雅的舞曲音乐，并沿着节奏将内在激情抒发在舞姿上，因为注意力的转移就能使身体其他部位的机能获得调整和充实歇息，所以加入排舞这项行为能消弭负面的情绪、缓息竞争压力，操练者在美妙悦耳的音乐、美妙的舞姿中，消弭萎靡、陶冶心灵，从而达到最佳的心理状况。

健脑　随着年岁的增长，记忆力会慢慢减退，这是自然规律，也是正常现象。在排舞的操练过程中不仅要运用形象记忆、概念记忆，而且还要运用情感记忆和行为记忆。经由排舞操练以及对脑神经的不断刺激，来减缓记忆力减退的心理现象，达到精彩的健脑效果。

健体　广场舞因经常进行排舞操练，心血管和呼吸系统都能获得很好的锻炼，改善心肺功能，加速新陈代谢过程，促进消化，消除负面情绪，从而达到增强体质，增进健康，延缓衰退，提高人体的免疫力等效果。

安定神志　可缓和神经肌肉的紧张而起到镇静作用。特别对伏案工作者来说，可使紧张的大脑皮层细胞得到放松，获得最佳的休息。

疏通全身经络　广场舞以腰部运动为其主要特点，对健身也是十分有益的。医学认为人体的十二条经脉中，大部分都与腰腹相通，纵向环绕于躯干中轴线的督脉与任脉也是经腰腹的，腰部扭动全身经络则动，这就增大了对全身锻炼的效果。

不易骨折延缓衰老　大妈大爷经常排练跳舞，使心血管和呼吸系统、心肺功能都得到锻炼，也能消除大脑疲劳、精神紧张，避免老年痴呆症，延缓身体功能衰退。更有数据表明，跳广场舞可以延缓绝经后妇女骨量的丢失，可延缓她们的衰老，尤其是平均每周 3 ~ 4 次，连续跳 3 年以上的妇女。

增加老年人幸福感　在平时的跳舞过程中，人们都互相认识、彼此谈心，交到很多可以说话的人。因为现在年轻人都忙于事业疏离了与老年人交流，导致他们的寂寞，而同是老年人的他们可以彼此交流欢乐。

帮助睡眠　使睡眠更佳，令人得到更充分的休息、更有活力、更精神，学习及工作更有效率，帮助松弛神经，清除读书或工作带来的精神压力。

帮助增加持久力　锻炼意志，令人勇于面对挑战，帮助增加自信心，建立健康的自我形象。

老年人跳广场舞的注意事项

广场舞虽好，但也有注意事项，尤其是中老年人更需要注意。

动作幅度别太大　老年人运动系统肌肉萎缩，韧带弹性下降，关节活动不灵，因此应避免突然的大幅度扭颈、转腰、转髋、下腰等动作，以防跌倒，发生关节、肌肉损伤，甚至骨折。

"闻鸡起舞"要不得　很多老人习惯早起去公园跳舞。如 56 岁的李大妈清晨和大家一起跳健身舞，突发脑出血，送医院抢救虽未丧命，但偏瘫了。因此冬天锻炼忌太早，建议等太阳出来后再跳舞。

跳 15 分钟要休息　跳之前要先做 5 ~ 10 分钟简单的拉伸肌肉和韧带的准备活动，遵循先慢后快原则；跳 15 分钟应休息几分钟，总时间控制在 60 分钟左右。有些老人一跳就停不下来，跳广场舞超过 2 个小时就不好了。

跳绳防病又健身

跳绳可以预防诸如糖尿病、关节炎、肥胖症、骨质疏松、高血压、肌肉萎缩、高血脂、失眠症、抑郁症、更年期综合征等多种病症，对哺乳期和绝经期妇女来说，跳绳还兼有放松情绪的积极作用，因而也有利于女性的心理健康。

鉴于跳绳对女性的独特保健作用，健身专家专门为女性健身者设计了一种"跳绳渐进计划"。初学时，仅在原地跳 1 分钟；3 天后可连跳 3 分钟；3 个月后可连续跳上 10 分钟；半年后每天可实行"系列跳"（如每次连跳 3 分钟，共 5 次），直到一次连续跳上半小时。一次跳半小时，就相当于慢跑 90 分钟的运动量，已是标准的有氧健身运动。

跳绳运动中需要注意的事项

1. 跳绳者应穿质地软、重量轻的高帮鞋，避免脚踝受伤。

2. 绳子软硬、粗细适中。初学者通常宜用硬绳，熟练后可改为软绳。

3. 选择软硬适中的草坪、木质地板和泥土地的场地较好，切莫在硬性水泥地上跳绳，以免损伤关节，并易引起头昏。

4. 跳绳时须放松肌肉和关节，脚尖和脚跟须用力协调，防止扭伤。

5. 胖人和中年妇女宜采用双脚同时起落。同时，上跃也不要太高，以免关节因过于负重而受伤。

6. 跳绳前先让足部、腿部、腕部、踝部做些准备活动，跳绳后则可做些放松活动。

中老年人跳绳宜慢不宜快

跳绳是一项很好的全身运动，但年过花甲的人膝关节已存在退行性改变，其功能只能维持日常生活需要及适度的运动，如果超过了膝关节的耐受限度，便会加剧膝关节的蜕变与损伤。一般地说，患有冠心病、心功能不全、中度以上高血压、动脉硬化、慢性支气管炎、肺气肿、类风湿性关节炎、退行性骨关节病和中度以上骨质疏松的人，均不宜进行跳绳运动。中老年人以及长期从事不剧烈运动的老年人，在跳绳时应采取简单的慢跳方式。

踢毽的注意事项

1. 饭后不可马上踢毽子，尤其是大动作或花招动作，因其运动量大且弹跳的项目多，容易造成肠胃不舒服。

2. 踢毽前要做好热身运动，其目的是减少肌肉、韧带拉伤的概率，预防运动后伴随而来的肌肉酸痛。

3. 踢毽时间因人而异，通常以开始出汗，但不至于疲劳为原则，至少10 ~ 15分钟。

4. 不可练习过度，且刚练习踢毽子时，同一动作不可踢得太久，否则容易发生腿部僵硬（俗称铁腿）或抽筋。

5. 踢毽子因运动量大，踢后容易流汗，所以踢毽后必须马上把汗擦干，换上干净清爽的衣服，以免着凉感冒。

绑沙袋锻炼莫贪多

专家认为，将具有一定重量的沙袋绑在腿上进行锻炼，能够起到锻炼腿部肌肉力量的作用。但是，沙袋重量并不是越沉越好，负重的时间也要有所选择，青少年切忌贪多。绑沙袋负重锻炼应根据个体差异选择合适的沙袋重量，以不出现疲劳性症状为宜。如果已经出现了脚腕疼痛的情况，应当立即停止负重，必要时到正规医院检查。

另外，绑沙袋进行运动，只适宜走路或慢跑，打篮球、踢足球等剧烈对抗性运动时不要绑沙袋。这是因为青少年正处在生长发育期，骨骼尚未闭合，负重运动容易出现疲劳性损伤，增加运动伤害的风险。

放风筝应防脑血管意外

老年人要根据自己的身体状况，调节放风筝时间的长短，运动前还应充分活动颈部。椎动脉供血不足者，要尽量避免突然转头，防止椎动脉供血不足而发生脑血管意外。

呼啦圈健身四要

使用呼啦圈健身要讲究科学性，否则将会适得其反，所以，一定要注意以下四点：

运动时间要够长　摇呼啦圈是一种全身性运动，可以达到运动瘦身的效果，不过运动的时间一定要够长。因为摇呼啦圈的运动强度并不很强，唯有延长运动时间而且是持续性的运动，达到有氧运动的阶段，这样才可消耗身体储存的脂肪及过多的热量。

呼啦圈不要太重　摇呼啦圈不见得越重越好。或许较重的呼啦圈在开始的一刹那，需要花较大的劲儿才能甩得动，不过之后便成为一种惯性运动，重点还是运动的时间一定要够久，否则短暂的剧烈运动只属于无氧运动，只会换来肌肉的酸痛，并不会消耗多余的热量。

要注意禁忌　因为摇呼啦圈主要靠腰部用力，充分运动了腰肌、腹肌、侧腰肌等部位，坚持运动可以达到收紧腰腹的效果。但是，腰肌劳损者、脊椎有伤者、骨质疏松患者以及老年人、正处于骨骼发育阶段的少年儿童，是不适宜此项运动的。

要先热身　在摇呼啦圈之前，应当先做一些伸展运动，伸展韧带，避免扭伤。

跳跃运动强骨质

专家提醒：常做跳跃运动是预防骨质疏松症的好办法。

有研究者对绝经前后的妇女进行了观察，发现每天坚持做上下跳跃的女性，一年后便可使骨密度增加，最容易发生骨折的髋部，骨密度能增加3%。这是由于在跳跃运动时，不但加速了全身的血液循环，而且地面的冲击力更激发骨质的形成。但要注意的是，妇女在绝经期前就应该开始多做跳跃运动，中老年男性也宜尽早多做跳跃运动，并随着年龄的增长长期坚持下去。

跳跃运动预防骨质疏松症做起来最为简便易行。做时找一块较为平坦的地方，周围没有什么障碍物或锐利物，双足蹦起，上下跳就行了。每天只要坚持做 50 次跳跃运动，便能收到增加骨密度防止骨质疏松的良好效果。

需要提示的是，跳跃运动预防离骨质疏松症，不可急于求成，贵在坚持，只有在轻轻松松地长期坚持下才能收效。

举重增进男性性能力

性能力除受大脑控制外，与内分泌也有密切关系。而对男性性能力起作用的主要是睾丸间质细胞分泌的雄性激素。由于肌肉体积和力量与睾酮的分泌息息相关，因此，最能增加肌肉体积和力量的举重成了最好的方法。

举重主要锻炼肩部、背上部和臂部肌肉力量，是一种高负荷的肌肉训练，具有很好的激活并提高雄性激素受体水平的作用。同时，举重也是一个很好的减肥方法。减肥能助"性"，并增加潜在的性能力。除举重外，俯卧撑、深蹲、跑步等方式也能促进雄性激素分泌，提高性能力。

登山的注意事项

强度不宜过大　登山的强度不宜过大，心率保持在 120 ~ 140 次 / 分钟。登山是一项极佳的有氧运动，一般每周锻炼 3 ~ 4 次为宜。

先喝水后登山　登山一般选择清晨为好。运动时要注意补充水分，在满足解渴的基础上再适当多饮些水，或者在运动前 10 ~ 15 分钟饮水 400 ~ 600 毫升，这样就可以减轻运动时的缺水程度了。

先热身后放松　开始登山锻炼时，要先做一些简单的热身运动，然后按照一定的呼吸频率，逐渐加大强度，避免呼吸频率在运动中发生突然变化。锻炼结束时，要放松一下，这样才能更好地保持肌群能力，使血液从肢体回到心脏。

补充维生素　登山时由于能量与各种营养物质的消耗都比较大，维生素的供给不可缺少，特别应注意每天补充适量的维生素 A、B 族维生素及维生素 D。

每天游泳半小时抗前列腺癌

一项由美国科学家历时 14 年，共调查 4.7 万多名男性的研究显示，每天游泳半小时有助于抗击、延缓前列腺癌。科学家表示，游泳能提高抗病能力，促进前列腺局部血液和淋巴循环，使前列腺液分泌更旺盛，有助于前列腺的炎症消退。此外，游泳还能帮助前列腺癌患者更好地吸收药物，从而提高药物的疗效，对于预防神经功能紊乱和神经衰弱等症状也都有好处。

游泳每次最好别超过 45 分钟

专家告诫，保健性游泳每次最佳时间在 20 ~ 45 分钟，过长会影响自身健康，引起心动过速或肌肉劳损等病症。

在水中时间过长，人的体温调节功能就会遭到破坏，造成皮肤青紫、嘴唇发黑，甚至发生痉挛现象。而且，城市所使用的自来水供水系统大都采用氯消毒，人们游泳时，直接与氯接触，被皮肤吸收，一般对人体无大影响，但随着时间延长，就可能导致人体罹患各种疾病。因此，在水中游泳，如果感觉有不适症状时，应立即上岸擦干身上的水，晒晒太阳，以防感冒、心动过速、肌肉劳损等病症发生。

冬泳健身益处多

冬泳健身的主要好处：①增强呼吸器官机能，防止或减少冬季引发的呼吸道疾病。人在水中游动时，呼吸肌要用力克服水的压力，使呼吸加深，肺活量加大，从而增强心肺对环境刺激的适应能力，减少疾病的发生。②冬泳使肌肉纤维增多变粗，肌力增强，从而提高运动的速度、耐力和灵敏性。③冬泳可改善血液循环和机体新陈代谢，起到预防和缓解肌肉酸痛、关节僵硬、动作迟缓等病症的作用。冬泳有助于改善全身血液循环。初入水时，皮肤受凉会引起血管收缩反应，导致大量外周血液进入内脏。经过一段时间的游泳运动后，皮肤血管因水的按摩生热而扩张，大量血液又从内脏流向身体表面，这一张一弛，不仅能增强血管弹性，还能使冠状动脉血流量增加。④冬泳能使血液中的脂肪酶增加，从而加速胆固醇的分解，并可降低胆固醇在血管壁上的沉积，防止和减轻老年人的动脉硬化及高血压、心脑血管疾病的发生。此外还可降血糖及血液黏稠度。⑤冬泳可提高抗寒力和免疫力。通过冬泳对新陈代谢的促进，可以提高和增强人体对寒冷的抵御能力，预防外感引起的一系列疾病。

冬泳时应注意的事项：冬泳要以较好的身体健康状况为基础，还要有一个循序渐进的过程；冬泳之前，尤其是中老年人，要认真检查身体，有严重高血压和心脑血管疾病的人不宜冬泳；冬泳前要进行足够的热身准备活动，并应喝一杯热开水；游泳时要量力而行，适可而止，循序渐进。并要特别注意泳后的感觉，以感到全身轻松愉快、精神振奋为适宜，才可使冬泳健身兴趣盎然、持之以恒，并保持冬季积极活跃的健康状态。

蛙泳及蝶泳最适合女性

游泳时，通过水对人体皮肤的拍打可以促进血液循环；水对胸廓形成压力，可以增加肺活量。而且游泳能使人的整个脊椎关节处于完全放松状态，使脊椎神经得到最大限度的放松，促进内脏器官的功能调整。

另外，不同的游泳姿势所运动到肌肉不同，对女性身体带来的影响也就不同，其中蛙泳及蝶泳最适合女性。经常游蛙泳和蝶泳，除可有效地预防子宫脱垂、直肠下垂、膀胱下垂等疾病外，还可大大提升女性的性功能。

女性游泳五注意

有妇科病症状不能游泳　女性宫颈部位常出现了早期炎症也没有不适的感觉，所以很多人都不会注意到子宫颈发生炎症。另一方面，游泳池的水虽然是循环消毒，但水却不可能无菌，有的地方消毒不彻底，健康就更没有保障了。

经期和排卵期不能游泳　月经来潮期间，由于分泌物及经血的关系，若进入游泳池，对女性健康是不利的。排卵期时阴道的分泌物因准备迎接精子的进入，会较为清及稀，抵抗细菌的能力也会较差，若此时进入游泳池游泳，很容易造成阴道感染及发炎。

产后不宜游泳　产后立即游泳会大大增加产妇得风湿病的可能。这是因为产妇分娩后全身的皮肤毛孔和骨缝都张开了，加之气血两虚，如果游泳时的水温过低，有可能导致风寒侵袭体内，引发身体关节和肌肉疼痛。

不要在深水池停留过久　通常深水位的水温较低，水压较大，许多细菌也会进入阴道引发阴道炎等妇科疾病，严重的对女性以后怀孕、生理健康都有一定的影响。

提防公共设施造成妇科感染 公共游泳池的凳子、马桶、储物柜都是公用的，难免沾上细菌。所以在换衣服的时候，女性尽量不要让皮肤直接接触凳子，换下来的衣服也要用干净的袋子装好。

瑜伽治头痛

科学家指出，75% 左右的头痛都是因为脖子后部肌肉过于紧张而造成的。在人的脖子后部有一块支撑头部运动的肌肉，叫作"头痛肌肉"。瑜伽中很多针对头颈部肌肉的训练对于治疗这种疼痛有着药物难以媲美的功效，比如其中的"拜日式""鹤式"等基本动作，都能够很好地减轻这种疼痛。

瑜伽能增强乳癌患者免疫力

美国一项研究报告说，瑜伽锻炼不仅能提升乳腺癌患者的精神状态，还能增进患者的免疫能力。一种名为"塑绳瑜伽"的锻炼方式不仅能为乳腺癌存活者提供放松机会，还相当于一种中等强度的体力锻炼。

练瑜伽要空腹

练习瑜伽时要空腹，如果胃里有食物的话，练习时就会感觉身体沉重，不能充分扭转抻拉身体。因为在做动作时，食物会在胃里和身体一起动，不利于身体健康。而且瑜伽不仅作用在身体上，还作用在能量上，如果胃里有食物的话，能量就不能平衡流动到身体的每一个部分，大多数的能量都会流向消化系统用于消化食物，练习也就起不到效果。

因此瑜伽练习最好的时间就是在早上空腹时，如果吃了食物的话，至少要间隔三到四小时才能练习。而且练完后要等半小时才能吃东西。

练瑜伽前先洗澡

专家介绍说，刚练完瑜伽就洗澡，不仅会使练习效果大打折扣，还会对身体造成不必要的损伤。刚结束练习时，身体往往处于极度兴奋的状态，此时如果马上洗热水澡，会使血管急速扩张，血液流回大脑，加大心脏的压力。而且忽冷忽热的刺激会伤害身体。一般提倡练习者，尤其是患有关节炎的人，最好在练功前洗个澡，然后休息 20 分钟到半小时，这样可以增加人体洁净和轻松的感觉，提高身体的温度，减少肌肉紧张，帮助舒展身体，并打开各个关节。

练瑜伽不当藏隐患

有关专家提醒，练瑜伽本是件好事，但如果方法不得当，也可能造成韧带拉伤、软骨撕裂或内分泌紊乱等后果。

现代人由于工作节奏和压力的增加，进行运动的时间越来越少，因此体质和身体的柔韧性也较低，所以进行瑜伽或其他体育运动时，一定要根据自身的体质缓慢加量。没有运动基础而盲目地大量运动，就会造成拉伤、撕裂，严重者会使心脑血管的耗氧量增大，心脏负荷增加，内分泌系统功能紊乱导致调节功能失调。长此以往，还会造成脏器功能的改变。

瑜伽不是人人能练

瑜伽练习者如果练习不当，会产生头晕、眼花、恶心等现象，还可能导致肌肉和韧带拉伤。专家指出，练习瑜伽如同量体裁衣，要针对不同人的身体状况制订不同的运动计划。比如，一些关节有问题的人不适合练瑜伽，因为瑜伽中种种柔韧性的动作，对他们的关节会造成更大的伤害，严重的还会影响心肺功能。

性爱

与健康

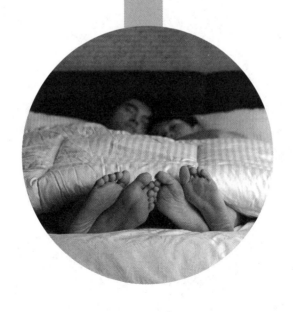

有规律的性生活对人有益

美国著名性学家说，性对健康有诸多益处。

治疗偏头痛　性爱时，脑下垂体会分泌大量催产素。研究发现，催产素能缓解机体疼痛，如头痛、腹痛等，还有助于人获得高潮。

有益心肺　性生活可增加人体细胞的吸氧量，刺激人体各器官和组织的机能。

消除痛症　性生活可起到消除关节痛、头痛等痛症的效果。

缓解压力　性生活较多的人更容易感觉生活幸福，保持轻松状态。而且性高潮后，人们往往会觉得异常放松和舒服。

促进睡眠　很多人认为，性爱后能睡得更踏实，白天精力更充沛。

加速血液循环　产生性兴奋时，血液流动开始加快，使得流过大脑的血液增多，促进更多新鲜血液在体内流动，为体内每个器官提供氧气，加快新陈代谢。因此，性爱的另一大好处是，为机体提供一个更清洁的环境系统，加速有害物质的排出。

调节胆固醇数值　性生活不仅有助于调节优劣胆固醇的比率，而且可起到降低胆固醇数值的效果。

保护前列腺　前列腺的疾病多由前列腺中产生的分泌物引起，而有规律的阴茎运动可消除这种分泌物，故对前列腺有保护作用。

使女性焕发青春　有规律的性生活可增加女性激素的浓度，预防心脏病，并可使皮肤润泽，充满活力。

保持体形　在性爱过程中，每半小时就会燃烧 150 卡路里；若性爱过程激烈，甚至能燃烧 300 卡路里；如果能保证每周有 3 次性生活，每次 25 分钟左右，那至少能消耗 450 卡路里。

保持活力　性高潮能使体内 DHEA（脱氢表雄酮）水平升高。而

DHEA 能增强人体免疫力，提高敏感度，保持皮肤健康，甚至对抗抑郁。

适度房事有利于心脏

英国性学专家研究报告称，没有明显的证据表明，较为频繁的性生活可能会增加男性患中风的危险。相反，那些每个月才有一次性生活甚至性生活频率更低的男性因为突发心脏病而死亡的可能性更大。尽管随着年龄的增长，这一可能性也逐渐降低。研究人员认为，如果一名男性在 50 年的时间里平均每周有一次性生活，那么他因性生活过度而突然死亡的概率仅为 1/580。

适度性生活防阴道粘连

宫颈癌病人放疗后很容易发生阴道粘连，最佳的预防办法是适度的性生活。其作用有：①阴茎的冲击可以起到扩张阴道的作用；②阴道、宫颈分泌物及男性精液的润滑、营养，加上局部的充血和适当摩擦，有利于阴道黏膜早日恢复正常；③使患者精神、躯体愉悦，全身各器官功能的激发有利于性器官康复。医生解释道，只要性生活时动作适度与注意卫生，就没有必要担心感染问题。一般宫颈癌放疗后一月余可开始性生活，每 1 ~ 2 周进行一次，性生活开始前，夫妇双方都应该用温开水清洗外生殖器。如遇干涩不适，可润以乳脂或专用栓剂或膏剂。平时清洗阴道不要用高锰酸钾溶液。

性生活是天然止痛剂

美国医学家说："当一个人感到头痛、背痛或是意志消沉时，一次美好的性生活会有明显的治疗作用。"研究表明，性生活能改善人体的免疫功能、缓解骨肉酸痛、解除周期性偏头痛，对心理健康也有一定的益处。

在对患乳腺癌妇女的研究中发现，那些对性生活满意的妇女，免疫系统 T 细胞含量较高，存活时间也长一些。性生活可缓解妇女的经前不适。在月经前 5 ~ 7 天，盆腔充血会引起腹痛。性交时促进血液循环，减少盆腔充血，使腹痛减轻或消失。性高潮可以明显提高她们对痛苦的忍受极限。在性刺激过程中，中枢神经系统释放出某些化学物质，它们有止痛功能。

性生活还能起到使人镇静的功效。专家说："性生活越完美、越兴奋，就越容易入睡。"美国旧金山人类性研究的调查分析了 37500 名成年男女发现，有满意性生活的人较少焦虑、暴躁，很少因误会而斥责别人。

性爱是积极的休息

实际上，正常的性爱并不会让人更加疲劳。一个中年男子每周用于性生活的时间是其日常活动的 0.3%，不仅性高潮时间非常短，就连整个性生活过程也只有短短的 10 ~ 40 分钟。所以，性爱是一项时间不长、强度不大的运动。美国马里兰大学一位性学教授对运动员做了一项试验，让这些人在性交后的次日和第 6 日早晨分别测试双手握力，结果发现性交对人的体力没有任何影响。

性爱是一种"积极休息"，能促进体内血液循环，利于将因疲劳而产生的酸性废物代谢出体外。并且，性生活时人体可释放内啡肽，它是一种天然镇痛剂，让人的神经系统放轻松，提高人体免疫力。如果婚后无性生活，对健康来说反而是一种缺失。

欢愉性爱有助生育

性生活除担负人类繁衍之重任外，更主要的作用是使人获得性愉悦。衡量性生活满意程度的关键，无非在于性生活的质量和能否达到性高潮。而对生育来说，如果夫妻双方生殖功能正常，性生活质量一般不会影响生育结果。但另一方面亦发现，性生活中的高潮对促进生殖能力有相当明显的功效。

首先，高质量的性生活和性高潮，能明显促进子宫颈和阴道液体的分泌。尤其是宫颈黏液，它是精子上游的必要载体，犹如小船过河需要足够的水一样，黏液多，方能承载精子游弋通过子宫进入输卵管。其次，性高潮时阴道拉长，顶端膨大，形成一个梨形的空间，起到潴留精液的作用。再次，性高潮时，在圆韧带牵拉之下，子宫进一步向前倾，加上子宫本身的收缩作用，宫腔内会形成负压，从而有助于精子向上游动。再加上卵巢排卵功能虽主要受下丘脑－垂体－卵巢轴及其他内分泌激素控制，但大脑皮层活动仍对其有明显的影响。因此，性高潮来临时，可促进这些激素的分泌，进而促进排卵。最后，性高潮时，子宫颈和子宫内膜还会产生一些有利于精子活化、游动及受精的因子。

性爱让女人更聪明

德国一项研究发现，有规律的性爱能刺激大脑，使之变得异常活跃，从而让人变得更加聪明。而且，这个作用在女性身上表现得更为明显。

研究指出，不少人错误地认为，性爱除了让人身体亢奋、获得快感外，只会消耗精力，甚至有人认为经常过性生活会使男性折寿。但研究结果显示，有着美满性生活的夫妻不仅身体更健康，其短期记忆力也要比普通夫妻好，且妻子的记忆力要明显高于丈夫。夫妻双方全身心地投入性爱时，大脑会变得异常活跃，刺激人体分泌更多的多肽，进而促使复合胺分泌量增加，而后者是增强和改善记忆力的关键因素。

性爱——女性容颜的美容师

根据生理理论，经过实际科学调查发现，性关系良好、充分享受性快乐的已婚女性皮肤细腻，指甲发亮有弹性，头发浓黑富有光泽，体态也特别轻盈。

其中的奥秘在于性生活，和谐的性生活可以说是女性神秘的美容化妆师。性生活时感情激荡，使神经系统和内分泌系统功能亢进，大大促进了全身血液循环和新陈代谢，可使肌肉丰满、关节灵活、体态轻盈、皮肤红润。另一方面，卵巢和肾上腺激素分泌量增加，可以促使皮肤保持水分、增加弹性，头发深黑富有光泽。雌激素可以促进乳房、乳腺管和管周实质组织生长，并可协同孕激素，促进乳房小叶和腺泡结构发育。丰满、圆润的乳房突出了女性优美迷人的女性曲线，倍增妩媚。

除了生理效应外，性爱的心理效应也十分明显。研究证明，女性达到性高潮时，体内可释放出大量脑啡肽，产生欣快感。这种良好心态可使人外表容光焕发，显得神采奕奕、年轻艳丽，带来比服装、饰物和化妆品更好的效果。

性爱有益健康新发现

最新研究发现，女性在高潮来临时，血液中催产素的含量是正常值的5倍多。催产素被戏称为"依偎激素"，是形成牢固感情纽带的主要物质。通常在催产素作用下，女性的心跳会加快、血压会升高，类似有氧运动，可预防心脏疾病。催产素还有减缓痛觉的功效。在性高潮的一瞬间，主管镇痛的中脑区活跃，促使体内释放内啡肽和皮质类固醇，会暂时麻痹神经末梢，使疼痛消失数分钟，中脑的激活还可减轻焦虑感。

再忙也要过性生活

性医学专家指出，性热情下降虽然不是病，但危害很大，而且"越说自己正常的男性，其健康受损越大"。因为如果健康男性较长时间不发生射精行为，精囊就会持续处于充盈的高张力状态，生殖系统内各种腺体分泌增多，血管扩张充血，久而久之，可导致前列腺增生、肥大。另外，长时间无性生活，"用进废退"，很可能会发展成器质性功能障碍。

一生中的性欲曲线

一个人从初识人事到垂暮老年，一生中性欲的高低也会随着时间的更替而不断变化。

20 多岁　20 多岁的女性还没有达到性欲高峰期。尽管这个时候女性最有自信，但她们多数想的是如何取悦对方，而不是更好地去享受性爱。所以这个时候，女性的性欲还没有被完全发掘出来。20 多岁的男性雄激素分泌开始减少，20 岁以后男性手淫的次数比 20 岁以前相对减少，有些男性还会发现勃起后阴茎的硬度不如以前，而且需要直接的刺激才会勃起。

30 多岁　女性 30 ~ 34 岁之间，性欲会变得很强烈，人也变得更加性感，比女孩子对性爱更加主动。30 多岁的女性性欲很强，比任何年龄段都强烈。男性到了 30 岁以后，性欲与 20 多岁时相比，有所下降，但丰富的性经验可以提高性生活质量，只要多注意运动和饮食调养，仍然能与女性的性欲保持同步。

40 ~ 50 岁　女性在 40 ~ 50 岁时，会出现一些"问题"，比如对性爱的满意度不高。由于临时性的雄激素分泌增加，有些女性甚至出现了绝经现象。而到了更年期，则会使性欲急速下降，因为雄激素和雌激素水平都在下降。男性因为责任感和压力的增加，使他们 40 多岁开始就出现了欲望下降的情况。

60 多岁　尽管女性手淫的次数比年轻时会减少，但是，仍然有 50% 的老年女性有手淫行为。60 多岁的男性雄激素水平持续下降，性欲减退。不过，雄激素下降到一定程度就会进入"平台期"，并不会彻底消失，所以男性到了 70 多岁仍然可以过性生活。

此外，有调查表明，在 80 ~ 102 岁的人群中，有 63% 的男性和 30% 的女性仍然性欲活跃。

了解你的性欲周期

对于男人和女人来说，体内的雄激素——促进性欲产生的主要物质，在早晨含量达到最高，然后在一天内不断变化，逐渐降低。而女性身体里的雄激素还会随着一个月的生理周期而不断发生变化，这个变化周期和排卵周期一样，都是 28 天。

男人一天中的性欲变化 在早晨，男人的雄激素水平最高，这使他们充满活力并相当主动。他会在勃起时醒来，这是因为睡眠时血液流动导致的。这种状态会让双方有性欲望。到了晚上，雄激素水平有所下降，使男人比较被动，性能力也会有所下降，有些男性会觉得此时性生活后很劳累。

女人 28 天性欲周期变化 第 1 天，即女性月经后周期的第一天，此时女性可能会厌恶性生活（部分女性性欲稍高），同时带有对怀孕的恐惧心理和焦虑情绪，容易在性生活时发生痉挛现象；第 5 天到第 10 天，此时雄激素水平上升，性欲也随之增加；第 13 天和第 14 天（排卵期），此时雌激素升高，雄激素水平也达到高峰，极易达到性高潮，而且高潮时特别敏感，此时女性的受孕率最高；第 15 天至 23 天，此时黄体酮孕激素分泌旺盛，雄激素水平下降，性欲也随之下降，较难达到高潮；第 24 天到第 28 天，此时雄激素和雌激素直线下降，但是性欲却有所回升，可能是由于子宫内膜增厚而刺激了神经末梢，所以唤起了性欲望。

性交体位的科学选择

在性活动中所采取的性交姿势又称"性交体位"，在配偶之间如果采用不恰当的体位，就常常会造成性调节过程中的障碍。以下介绍几种在特殊情况下的体位选择：①腰椎间盘突出者常因腰痛而找不到合适的体位。如果女方腰痛取男上位，男方应以双肘双膝负重，避免把整个体重全压在女方身上。男方腰痛时，女方可取膝胸卧位，男方站位进行。②如果女方打算妊娠，性交时就要考虑女方子宫的位置。若女方子宫后倾时，宜用膝胸位，有利于精液流向宫颈；若女方子宫前位，宜男上式。③孕妇在性交时，应避免使腹部受到直接重压，女方若仰卧时，男方可取跨或坐位，也可采用后进式。侧位后进式和坐位同样适用于孕妇。④肥胖人群，特别是双方肥胖者，可采用女方仰卧位并置臀部于床边，男方站位。⑤患病体弱、高龄老人、身高不协调人群，可采用侧卧位，这是最省力的体位。

房事时间太长不是好事

有人认为性爱时间越长越能获得性满足、越幸福，其实恰恰相反。因为性生活时，双方性器官都处于高度充血状态，从性兴奋到性高涨期，是身体器官和组织都参与的特殊生理过程，使得心跳加快、血压升高、呼吸加深加快、全身皮肤血管扩张、排汗增加。器官和机体活动的结果必然是代谢的增强和能量的消耗。性爱时间持续太久就会使能量消耗过多，而令人感到疲劳，甚至会出现精神倦怠、全身乏力、肌肉酸痛等，影响工作和生活。

同时应该指出，性生活时间过长还会增加各种疾病的发生概率。因为男女双方的性器官在高度充血状态下的频繁摩擦和剧烈活动，时间过长对女性而言较易引发泌尿系统感染、月经紊乱等；对男性而言较易引发前列腺炎等病症。

哪些时间段不宜过性生活

每次性交最适当的时间，最好是在夜晚入睡以前，以便性交后休息和恢复体力。有时男方日间工作较重，身体已感疲劳，最好先睡片刻再行性交，以免发生泄精过早的现象。

此外，在下列几种情况下，男方或女方必须克制性欲，减少或避免性交：①重病初愈不宜过性生活。一般说来，患病期间应杜绝性生活。由于疾病的种类繁多，病情轻重不一，最好先征求医生的意见。②过度疲劳、酒醉或情绪不好时不宜过性生活。男子在醉后，其精子可发生畸形，如果受孕，会影响胎儿。③月经期间不能性交。一般情况下，女性阴道分泌液呈酸性能杀死外来细菌。但在月经期阴道分泌液被经血中和成碱性，成为良好的细菌培养基，性交易将细菌带入，引起生殖器官发炎。④妊娠头三个月及最后三个月要禁房事。妊娠初期，胎盘在子宫里未长牢，性交易刺激子宫收缩而导致流产。在妊娠后期，性交易引起早产、子宫出血或产褥热。妊娠的其余月份性生活也要节制，动作不应剧烈，不要过分压迫女性腹部。⑤分娩后至子宫复原以前（6～7周），要杜绝性交。否则，会引起生殖器官发炎、子宫出血或妨碍会阴、阴道伤口的愈合和产后健康的恢复。如果产后阴道血性分泌物持续时间较长，则节欲时间也要相应延长。⑥女子放环（或取环）及男子输精管结扎后，两周内禁止性生活。女子做输卵管结扎后，一个月内要避免房事。

性生活需要良性循环

性生活是由多个环节共同组成的一个循环过程，任何一个环节发生问题都会导致性生活的不满意。足够坚硬的阴茎勃起和维持足够长的性交时间是性生活成功的关键。成功的性交会给男性及其伴侣带来满足，使双方的性欲望和自信心进一步增强，亲密感进一步提高，使下一次性生活更容易启动。这就是美满性生活的良性生理和心理循环。研究发现，男性对性生活的满意度更多地集中在情感方面，而非仅仅在躯体方面。

房事过度易缺锌

说"一滴精十滴血"，把精液看得过分宝贵的观点是不对的。但有一点还得注意，即精液中的果糖、蛋白质固然微不足道，但通过排精丢失的锌则值得重视。

锌是人体必需的微量元素之一，全身中的总量1.5～2.5克。精液中每毫升含锌0.01～0.6毫克。锌的生理作用十分重要，缺锌将引起厌食、生长停滞、脂肪吸收障碍、脱发、皮肤损害、免疫能力降低等。一个易被人们忽视的造成缺锌的因素是过度排精。一次射精的精液中一般含有 1 ~ 1.7 毫克锌，差不多需吃入 200 ~ 300 克的肉才能补偿。因此，若手淫或房事过度，又不能及时补充锌，就势必造成身体缺锌。祖国医学认为，"夫精者，身之本也。"这里所指的精，既包括脏腑人体生命活动的物质基础，又具有生长发育、繁衍后代的作用。所以，古人历来主张节房事是防病和延年益寿的一个不可缺少的方面。这样说并非夸大其词。

房事过频诱发射精痛

泌尿生殖器因感染引起的炎症，是射精痛的主要原因。如果排除了这方面的原因，也没有尿结石或肿瘤等，那射精痛就很可能因房事过频而引起。这是因为男性前列腺要分泌出足够的作为第二次射精所需的精液，必须有一定的"蓄养"时间。如果在短时期内频繁性交，强迫分泌腺过度工作，就可能引起射精痛。此外，性交动作过大过猛，情绪过于兴奋，也会引起射精痛。

判断房事是否过度要看隔天感觉

专科医生提醒，判断房事是否过度，要看隔天感觉。一般情况下，出现以下五种情况，多是房事过度：①是精神倦怠，萎靡不振，无精打采，提不起精神来，工作没劲，学习精力不集中，昏昏欲睡；②是全身无力，腰酸腿软，懒得动，头重脚轻，头昏目眩，两眼冒金星；③是面色苍白，两眼无神，神态憔悴，形体消瘦；④是气短心跳，时出虚汗，失眠多梦，不易入睡；⑤是食欲减退，不思饮食，胃纳欠佳，并有轻度恶心感。

如果男女双方或单方出现了以上情况，说明纵欲过度，需要及时调整。一要减少房事的频率，控制每次房事的时间；二要注意休息，严重者应暂停一段房事，恢复体力和精力；三是注意保持距离，或者单方外出，或者分居、分床，以不见、不接触为宜。

性生活不和谐易致乳腺病

医学家通过大量临床观察发现，乳腺疾病与性生活有着非常重要的联系，女性的性压抑可以增加乳腺小叶增生与乳腺肿瘤的发病概率。在女性性反应周期中，乳房会有明显的变化，如乳头勃起、乳房增大及肿胀等。性学专家认为，女性如果总是有性兴奋而不能达到性高潮，身体就会感到极度不适，未能释放的性张力很容易演变成痉挛和疼痛。从中医角度讲，长期性生活不协调的女性容易发脾气，即为肝郁气滞，气滞则乳络瘀阻聚结而成癖。乳癖即包括西医所说的乳腺小叶增生和乳腺纤维瘤等。所以说，性生活的质量直接影响女性乳房的生理健康。

国内有调查显示：患有乳腺小叶增生的妇女中，86% 的人在性生活中从未达到过性高潮。另有资料显示，初婚年龄越大乳腺癌发病率越高，这也反映出正常的性生活对维持乳腺正常生理的重要性。

不正常的性交行为

由于对性科学的无知或对性交的其他考虑，有害的性交行为时常发生，不仅对身体健康有影响，而且也会给双方的心理造成损害。所以，一定要杜绝有害的性交行为。那么，哪些属于不正常的性交呢？

有意拖长性交的时间　有的人为满足感觉享受，就抑制和推迟快感高潮的到来。这样男女生殖器官长时间充血，可导致泌尿生殖系统的停滞现象，从而引起前列腺疾病、月经不调、下腹部坠重感。而且长时间的重复将会引起神经衰弱，损害身体健康。

不完全的性交　这往往发生在缺乏避孕知识而又不希望很快有孩子的青年夫妻中。他们由于担心受孕而把性交在射精以前中断，这对男女双方来说都是有害的。因为在中断性交的时候，总不会像正常情况那样得到满足。从生理角度来看，这样做会使神经系统，主要是大脑皮层和脊髓中枢神经仍旧长时间地处于紧张状态，人就觉得不平静，觉得十分烦躁，久之会引起男子前列腺疾病和阳痿；对女子来说，常会引起不满足的感觉，甚至发怒、怨恨。

性生活易导致的五个问题

性活动过程洋溢着的爱慕、深情、依恋、温柔、分享能产生十分美好的感觉。然而，不当的方式或行为会导致这样那样的问题。

痉挛及疼痛 最常见的是性交时，大腿外侧或小腿肌肉痉挛，也就是俗称的"抽筋"。发生的原因可能与性生活过程中，动作过于剧烈及肌肉过度拉伸有关。

对性生活过敏 过敏的发生多数是因女性对霜乳胶和避孕用具及药物不适应所致，常会感到阴道刺痛、烧灼。所以过敏并不是真的对性行为本身过敏。一旦有过敏反应，可用水、湿毛巾或纸巾清洗或擦去残留的药物、霜剂，然后洗个温水浴。

避孕器具的滑落 几乎所有的已婚者都经历过安全套破裂或阴道隔膜滑落的意外。发生这样的事不必紧张，正确的做法是 72 小时内口服两次事后避孕药。

阴道隔膜取不出来 一般情况下，阴道隔膜很容易取出，但有时比较剧烈的性动作会将阴道隔膜推向深处，以致难以取出，对此，医生推荐的做法是：取蹲位，屏住呼吸收缩腹部，阴道隔膜就会被推至可以够得着的位置，然后将其取出。

性生活过度引起的麻烦——尿路感染 这是一个最常见的问题。一般说来，性生活过于频繁或每次性生活的时间太长，都算在"过度"之列，性生活过度造成细菌侵入尿道，甚至上行膀胱导致尿路感染。

总穿高跟鞋易性冷淡

长时间穿高跟鞋会影响足弓乃至脊柱。但很多女性都没有想到，高跟鞋在一定程度上降低性欲。

美国性学专家特别提醒女性，鉴于高跟鞋对性器官的不利影响，还是少穿为妙。这位专家经过多年跟踪调查发现，长期穿高跟鞋的女性，腿部、会阴和下腹部的肌肉总是处于紧张状态，这直接影响到了盆腔的血液循环，使盆腔性器官的正常生理功能受到不良影响。对那些尤其爱穿后跟特别细长的高跟鞋的女性，专家更强烈建议她们改掉这个习惯，因为这种高跟鞋更容易使女性的性欲下降。调查发现，患有性冷淡的女性大部分都喜欢穿细长跟的高跟鞋。

精液有利于女性健康

德国医学家发现，男性精液里含有一种能与青霉素相媲美的天然抗菌物质——精液胞浆素，它是一种具有特殊功能的蛋白质，一旦进入菌体细胞内能阻止细菌核糖核酸的合成，使细菌无法生长。实验室培养发现，精液胞浆素能像青霉素、链霉素和四环素那样杀灭葡萄球菌、链球菌及其他致病菌。经对 100 位结婚 30 年以上，每周有 1 ~ 2 次和谐性生活的妇女做妇科检查发现，患阴道炎、子宫颈炎、子宫内膜炎、输卵管炎等妇科病的仅占 10%，大大低于较少有正常性生活的妇女。有正常和谐性生活的女性，丈夫的精液有规律地进入阴道，逐渐到达子宫以至输卵管，从而对这些部位起到有益的消毒杀菌作用。可以说，正常和谐的性生活是大自然造的"清洁师"。

另外，精液在保持妇女体内激素的平衡上也起着重要的作用，可以防止或减少某些癌症的发生。

阴道炎治疗期间切忌房事

导致滴虫性阴道炎的阴道滴虫多由性交直接传播，而且男方同样会被感染。如果患者的伴侣没有及时治疗，即使女方十分注意个人卫生，仍然会引起症状的反复发作。健康女性阴道中可携带念珠菌但并不发病，在某些特殊情况下，如怀孕、缺乏维生素 B、患有糖尿病、抵抗力下降、长期穿紧身内裤，以及与携带念珠菌的男性进行性接触时，就会出现症状。细菌性阴道炎也十分常见，与女性忽略性伴侣生殖器官的卫生有关。

无论患有哪种阴道炎，在治疗期间都必须禁止性生活。一方面可避免性交摩擦使阴道充血，炎症加剧；另一方面由于这些病原体侵入男方的尿道，常无症状，易被忽视，引起交叉感染，形成恶性循环。治疗结束后，应在下次月经干净后复查白带，呈阴性后方可恢复性生活。

性不满足有损女性身心健康

生理学家研究揭示，中年女性在性生活中如得不到性的满足、经常体验不到性高潮，往往会带来身心的损害。

美国生理学家曾经做过大量的调查，调查发现，性生活不完美是一些人失眠的重要原因。当一个人正处于性欲旺盛时期而又长时间得不到发泄之时，神经系统便处于高度的亢奋状态，焦虑不安、烦躁，于是失眠便接踵而来。这一点在中年女性身上表现得更加突出。这是因为男女性欲、性高潮和性欲消退有较大的差距。男性的性欲能很快激发，并在整个性交过程中可以很快地达到性高潮，性高潮过后性欲又可以很快地消退。因此，男性一旦达到了性高潮（哪怕是手淫之后）就可以很快地安然入睡。但是女性则不同，女性的性欲要有一个较长的发动过程，"平台"期也较长，即使达到了性高潮，性欲的消退也是缓慢的，所以女性在性交过程中比男子更难达到完美和谐的程度，这样，女性更容易产生失眠。由于中年女性的性欲一般比年轻女子更强些，因此，缺少正常的性生活、性生活不和谐不完美都是中年女性失眠的重要原因。

由于在性兴奋时女性的盆腔、外生殖器是大量充血的，如果女性达不到性满足，性生理反应受阻中断，盆腔、外生殖器的充血也得不到及时的消退，便会出现慢性盆腔积血。长期得不到性满足，出现慢性盆腔积血的女性子宫会增大 2 ~ 3 倍，阴道壁、大阴唇、小阴唇也因积血而明显肿胀，这为细菌、微生物的生长提供了温床。长期如此，中年女性就容易出现阴道炎、子宫内膜炎等一系列妇科炎症。

在心理上，由于本能的性生理冲动能量得不到合理的宣泄，精神兴奋得不到舒张、松懈。此时的中年女性要么变得心烦急躁，肝火上升，要么郁郁寡欢、愁眉不展，甚至对性伴侣产生怨恨。不少中年女性更因此而患上了神经官能症，研究发现，在一些神经官能症患者中，80％和性欲得不到满足有关。

九招应对女性性冷淡

性冷感又称之为性感麻痹，即指女性性反应受到抑制。女性无性欲，或性欲低下是一种很痛苦的病态，是导致家庭矛盾甚至婚姻破裂的重要因素，但并非不能医治。重视下述一些保健知识，将有助于解决这一问题。

对性欲有正确认识　对人类来说，性活动不仅为了繁衍后代，还是不可缺少的精神生活。没有性生活的生育期妇女生殖器容易衰老，全身健康状况也较差。

消除致病因素　设法减轻工作、生活压力；积极参加体育运动，调整不良情绪；不随意服用镇静药；不酗酒。

有规律地进行性活动　开始时会感到是一种负担，但过一段时间后可唤醒消失的性欲。最好是女方有意识地主动发起性活动或积极配合配偶的性活动。

重视性技巧　性交前应进行充分的前戏，不断变换性交姿势，不想不愉快的事情。看一些能激起性欲的书刊和节目可以有效地激发性欲。

性生活前的用药需要谨慎　性生活之前的 1 ～ 2 个小时避免用抑制性欲的药物，如安定、三唑仑等镇静催眠药，以及氯苯那敏等抗过敏药及降压药等。利尿剂可减少阴道分泌物，也不宜在性交前使用。

饮食调节　常吃些牛肉、蛋、胡萝卜、土豆、苹果等含锌食品及动物肝、血等富含铁的食物是有益的。B 族维生素对调节人的情绪，消除抑郁心态有帮助。

防止过劳　保证足够的睡眠时间，不要过劳。每晚临睡前用 40℃温水浸足可促进性欲。

勤做运动 勤做运动可以使骨盆肌和阴道区域全部肌肉收缩，有助骨盆血管分布改善、充血量加大，血流速度加快，从而令阴道区隆起，敏感度自然加强。而骨盆肌血管分布改善的话，更加会令性交时所产生的润滑度大大提升，从而提高性生活质量，重燃对性生活热情。

适当用药 甲睾酮，每次 5 毫克，每日 1～2 次，舌下含服，每月总量不超过 300 毫克，有增强性欲的作用。雌激素水平低下者可用些尼尔雌醇片，每月仅需口服 2.5 毫克，可增加阴道分泌物，减轻干燥性性交不适。

提高女人性兴奋的食疗方

女子性欲冷淡，除了心理治疗外，配以适当的食疗法，对改善性功能、提高性欲有较好的效果。

食疗方一：冬虫夏草 4 枚，鸡肉 300 克左右，共炖，煮熟后吃肉饮汤。

食疗方二：羊肉去肥油，蒸熟或煮熟，切片，加蒜、姜、豆豉、葱、茴香、酱油等调料拌食。

食疗方三：鲜虾 15 克，豆腐 3 块，加葱白、姜、盐一同炖熟食用。

食疗方四：虾肉 50 克，用水泡软。锅中放油加热后，与切好的韭菜 250 克同炒，炒熟后加盐等调味品食用。

食疗方五：羊肾 1 只，去筋膜，加肉苁蓉、枸杞子各 15 克，共煮汤。加入葱白、盐、生姜等调味，吃肉喝汤。

食疗方六：枸杞子 30 克，鸽子 1 只，同放入砂锅内加水适量，炖熟，吃肉喝汤。

女性无高潮对健康有害吗

有些女性过分强调性高潮，甚至担心性生活不出现高潮就会对健康有害，这是错误的。事实上，对女性来说，并不是每个人在婚后都有性高潮出现的。

有调查显示：在新婚燕尔的一个月内，由于缺乏经验，51% 的新婚女性无性高潮；通过不断摸索和相互配合，一年后只剩下 25% 的女性无性高潮了；但是约有 10% 的女性终身无性高潮。有性高潮的女性也不是每次性交都有性高潮出现，其中每 4 次性交中有一次性高潮就算频率很高了。性高潮的强度也不尽相同，有的人特别强烈，有的人似有似无，有的人仅有愉快感，这些都是正常的。

性高潮出现与否还与性刺激的持续时间和强度有直接关系，而男女双方在性高潮出现时间上存在着生理性差异，即男快女慢。所以在性生活时，男方要尽量推迟射精的时间，最好等女方有较多的阴道分泌物排出、外阴部已明显润湿、提示快出现性高潮时，或在女方暗示以后再射精。此外，女性的性敏感部位因人而异，可通过不断摸索，寻找出性敏感部位，在性交时集中刺激性敏感区，就比较容易出现性高潮了。

女性滥交易染衣原体

生殖道衣原体感染已成为一种患病率极高的性病，特别是它对女性的危害已愈来愈引起医疗界重视。

导致生殖道衣原体感染的病原体——沙眼衣原体，在女性生殖道最常见的侵犯部位是子宫颈，由此而上蔓延可引起子宫内膜炎、输卵管炎、盆腔炎，也可以引起急性尿道炎和前庭大腺炎。孕妇如有衣原体感染，分娩时胎儿经过产道可引起新生儿眼炎和沙眼衣原体肺炎。妇女感染沙眼衣原体后，不一定会出现症状，即使有症状，也因感染部位的不同而有所不同，例如子宫颈感染后可出现宫颈糜烂、宫颈黏膜水肿、白带增多（呈脓性）、接触性出血等，输卵管感染可引起下腹痛、腰痛和不孕。

沙眼衣原体可通过性接触，以及通过患者的手、眼，以及毛巾、衣物、浴器、便具和游泳池等传播，特别是有多个性伴侣的女性更容易感染本病。

未婚男子慎洗桑拿浴

桑拿浴不但可使人消除疲劳，还兼具祛病健身的功效，所以不少人热衷此道。然而，正是这让人迷恋的桑拿浴成了男子不育症的元凶。

精子生于睾丸内，对温度的要求比较严格，必须在 34～35℃的恒温条件下才能正常发育，而桑拿浴的池水温度却要比这个温度高出许多，极不利于精子生长或造成死精过多导致不育。临床统计，男子不育症中有相当一部分人是由于睾丸温度高于正常温度所致。温度高出 2～3℃时精子便不能成活，更何况桑拿浴室对它的高温刺激。所以专家提醒，尚未生育的男青年应慎洗桑拿浴。

提高男性性能力三法

点涌泉 每晚临睡前，热水浸足，拭干，盘腿而坐，用双手大拇指分别点按双足涌泉穴（位于足掌心前 1/3，屈足时呈现的人字纹中央凹陷中）150 次。点按时要不缓不急，略有节奏感。可活血补肾、增强性欲。

摩肾俞 两手掌搓热后，掌心贴于肾俞穴（在第二腰椎棘突下，旁开 1.5 寸处），双手同时从外向里的方向按摩，每次按 33 下，此为顺转，是补法，肾俞穴宜补不宜泻，转动时要注意顺逆。如有肾虚腰痛者，每日早、中、晚各做 1～2 次。具有增强腰力、增进性欲作用，由妻子施术疗效更好。

搓阳根 两手掌搓热后，夹持阴茎（龟头外露）逐渐加力，来回搓动 100 次，操作时应集中精神。如产生射精感，可一手持阴茎，另一手食、中二指从输精管根部点压会阴穴（前后阴连线中点处），同时收腹提肛，用意念克制，只待射精感完全消失。每日早、晚各一次。可增强勃起硬度，延长性交时间，防止早泄。

锻炼可延长男子性生命

研究发现，50 岁以上能够坚持锻炼的男性，发生性功能障碍的风险会比不喜欢运动的人降低 30%。

研究人员调查了 31742 名年龄在 53 ~ 90 岁之间的男性的生活习惯以及能够导致性功能障碍的因素，所有的参与者都要排除患有前列腺癌。结果发现：每周累计跑步至少 3 小时者比那些运动量较少或根本不运动的人，发生性功能障碍的可能性要减少 30%，并且这些人的性生命可延长 2 ~ 5 年。研究人员指出，即使能坚持每天快走 30 分钟，也能使该风险减少 15% ~ 20%。如果同时还保持其他一些好的生活习惯，例如不吸烟、仅仅少量饮酒等，性生命延长 10 年也没有问题。

有利于男人性事的三种运动

男人在进行性行为时，腰、背、胳膊充当着非常重要的角色，因为在男女交合动作中，这些肢体部位是主要力点。因此，男人想在性行为的过程中得到顺畅及得心应手的"发挥"，平日要注意上述肢体部位的保健和运动机能的锻炼。

俯卧舒展　面部向地面并将身体尽量伸直躺下，双臂向前伸直，头部轻微抬起，双臂尽量向前伸展及双脚尽量身后伸展，每次伸展动作维持 10 ~ 15 秒，然后慢慢放松。

猫姿伸展　顾名思义这套动作形如猫儿伸展般。首先，双臂向前伸展，手掌触地；然后将膝盖以上身体向后拉坐至臀部接触脚跟，双脚做跪状，双膝贴地，臀部贴住脚跟，尽量舒展手臂、胳膊和背部，舒展动作维持 10 ~ 15 秒；然后慢慢放松，再重复整个动作。

曲背部掌上压　姿势近似普通掌上压，不同的是膝盖贴地。双臂稍向外支撑地面，然后双臂做弯曲伸直的掌上压动作。注意维持腰部成微弯，每次动作维持 10 秒，然后重新再做一次，但切记要按自己能力而为。

"性休克"男人如何自救

如果出现了缺少性欲、对性爱倦怠等"性休克"的症状，那么应尽快按照下述方案自救。

把好"工作关" 注意把握工作节奏。在长时间连续工作中，适当插入几个 5 ~ 10 分钟的休止符，以避免紧张强度的增加。合理安排工作进度，尽可能做到不延长每个工作日的工作时间。以此作为自己的座右铭："把工作兴趣留在办公室里，把性的兴趣带回家。"

把好"进口关" 不喝或少喝酒、咖啡和浓茶，以减少对脑的兴奋刺激；慎用药品，尽量不用镇痛、治失眠和抗抑郁一类药品，避免这些药品干扰神经中枢的活动和性兴奋。

搞好"自强运动" 工作一段时间就做做深呼吸，平复紧张焦虑的情绪；学会幽默和自嘲，放些舒缓的音乐，泡热水浴等；每天给自己半小时的冥想时间，缓解因工作压力带来的神经紧张；安排休假时间或坚持运动。

体外排精五害

容易导致避孕失败 体外排精是指在性交达到高潮，即将射精的瞬间立即中断性交，使精液排在外面。这种自然避孕方法常达不到避孕目的。原来，男女双方性交时，处于高潮时会有一小部分精液伴随输精管的收缩而溢出流入阴道，这些精液量虽少但精子数目最多，因此容易受孕。

容易引起性神经衰弱 男子在性生活的整个过程中，其性反应是在大脑皮层的控制下完成的。性交中的心理和生理刺激会引起一系列变化反应，高度的兴奋会使精神紧张、心跳加快、血压上升等。同时生殖器官表现为阴茎血管充血及肌肉收缩而勃起。如果在达到高潮时突然中断性交，势必对性心理产生不良影响，久而久之，容易发生性神经衰弱，引起早泄、阳痿等症。

容易引起功能性不射精症 性交过程中因性兴奋处于高潮，在射精前阴茎勃起更坚硬。如这时强行中断性交，体外排精，会使中枢神经和腰骶部射精中枢的功能发生障碍。时间久了，就容易患功能性不射精症。

容易使女子患性冷淡　在性交到达高潮时，女子此时并未获得性满足，男子强行中断性交，体外排精，使女方心理上受到不良刺激，导致性冷淡。

容易造成夫妻间不和睦　体外排精看似可避孕，可因其易导致避孕失败，因此会造成夫妻间的互相猜疑，不信任，产生隔阂。

男人坐浴助防性病

在性接触传播性疾病发病率占首位的淋病患者中，男人发病明显比妇女多。尿道流脓、疼痛使患者十分烦恼。如果平时注意同房前后坐浴前阴，有时可避免发病，即使发病也症状较轻。患淋病性尿道炎后配合打针、吃药、洗药浴能减轻症状，缩短病程。

坐浴方法因人而异。一般老年体弱者宜用温热水。用作清洗防病，坐浴时间可短些。坐浴后应用干而柔软的毛巾擦干，先擦前阴（外生殖器、股上部），后擦臀部，最后擦干肛门。坐浴的毛巾要专人专用，并定期用肥皂洗净，在烈日下暴晒或煮沸消毒。巾、盆宜放在阴凉通风处。

同时，坐浴时做提肛运动，可增强肛门括约肌的功能，加速静脉回流，对防治肛痔和前列腺疾病大有益处。患有肌癣湿疹者忌用热水烫洗。

房事出汗，未必是"虚"

许多人认为，男子在房事过程中大汗淋漓是虚弱的表现。其实，这是一种误解。

人的性行为有黏着型和激越型。激越型的人自主神经功能反应灵活敏感，以致可能在整个性活动中都出汗。但黏着型的人就很少出汗或仅微微出汗。大汗现象除见于极度激越型的人外，一般可有两种解释：一是体质问题，如体弱带病、营养不良；二是心理问题，常见于激动、紧张、恐惧、担心的情况下。特别值得提出的是，那些有性功能障碍的人，每当性生活时都有抑制不住的焦虑情绪。由于精神过度紧张，性兴奋不能集中于局部，而向全身扩散，则必然导致出汗。男子如果经常发生性交时大汗不止，可采取以下处理措施：①疲劳多病者不宜或少进行性生活；②性交时避免情绪过于激动和紧张；③性交时间适度；④如果处于性功能障碍状态时应尽早治疗，千万不要任性，不要逞强；⑤切忌在大汗时采取电扇吹风或开足空调降温，更不宜在性生活后喝冷饮或冲冷水澡。

出汗太多别急着行房

夏天更容易让人欲望高涨，如果不注意节制，就会让本已新陈代谢加快的身体雪上加霜，体能透支，甚至可能引发疾病。

那么，在夏季房事中应该注意些什么呢？专家提醒注意以下几点：

出汗太多缓行房　夏天人体汗液分泌增多，如果出汗太多时行房，中老年人及身体虚弱者容易引起虚脱。此类人应等到汗完全干了、心跳平稳以后再行房事。行房后最好卧床休息片刻，再起来冲个温水澡，喝杯加盐的牛奶或豆浆。

行房前后别贪凉　夏日气温高、湿度大，许多夫妇喜欢在空调环境中过性生活。但在性生活过程中，特别是获得性高潮后，人体全身汗毛孔会张开，发热出汗，此时如果有凉气入侵，会使人出现鼻塞、打喷嚏、流鼻涕、头痛等感冒症状，有人把这种病症称作"夏日性爱感冒"。夏季行房如果使用空调，应让室内外温度相差 5℃左右，室温最低不低于 27℃。

"苦夏"者别勉强行房　每到夏天，有些女性出现周身乏力、困倦、不思饮食等现象，身体日渐消瘦，这就是人们常说的"苦夏"。这种现象多是由自主神经功能紊乱引发的，病人除了体温在 37 ~ 37.4℃之间波动外，多伴有心悸、出汗、失眠、多梦等神经衰弱症状。少数女性还可能有月经不调、白带增多、腰酸、浮肿等妇科症状。虽然"苦夏"一般不会影响健康，但如果症状较重，则应避免过性生活，并可在医生指导下，服用谷维素、维生素 C 和维生素 B_1，有利于调节自主神经功能，降低体温，改善

"苦夏"症状。另外，睡眠质量对解除"苦夏"十分重要。临睡前1小时左右如喝点牛奶或糖水等可改善睡眠。精力充沛，性能力自然也会得到提升。

四季与房事

自然界的季节周而复始更替变化，万物得以春生、夏长、秋收和冬藏。人的性生活作为一种生命活动、一种自然界中的现象，当然也不例外。那么究竟如何根据季节的变化对性生活进行不同调节呢？

春天是四季的开始，此时人在性活动中要比冬季在一定的范围中有所增加，但是春天往往是传染性疾病发生的季节，因而在性活动增加过程中不能任意放纵，以免体力下降，降低抗病能力。

夏天阳气盛极，人的性欲在这个时候是最强的，可以说这是一年中性生活最多的时节，但是此时人的脏腑机能是相对减弱的，在这个时期应当适当地减少活动。在大风、下雨、高温的情况下应当停止，以免伤身。

秋天，此时应当开始收敛性生活的频率。此时对于女性来说外阴以及阴道的分泌物会减少，会减少性生活的乐趣，反过来也会减少男性性生活的欢快情绪，所以在这个时期性生活应增加性前嬉戏的时间，为性活动做好充分的准备。

冬天，人们对性生活应当严格加以控制，尽可能减少性生活频率，否则会导致体内的精气过多地外泄，使机体抗病能力低下。但也要过性生活，否则对身体有害。

运动可以助"性"

美国《男子健康》杂志在对1000名喜欢运动的女性所做的调查显示，40%的人在性生活时更易兴奋，33%的人性兴奋度明显提高，25%的人性兴奋比从前来得快，5%的人因此重新找到性高潮。在对男性的调查中，95%的人在参加运动后3个月，性功能和性高潮的出现都有所改善。其中，中老年人运动者比不运动者的性生活活跃。40岁以上的男女的性生活情况与 30 岁左右时没有什么改变，这是因为，体育运动有效地消除了情绪的抑郁，而抑郁对人的性欲产生抑制作用。运动使人体神经细胞中的内啡肽含量增高，使人的情绪高涨、产生欢快感，这就会间接地对性兴奋产生有利的作用。

另一方面，运动能使两性激素分泌更加旺盛，从而大大地增进性生活质量。反之，缺少运动会造成脂肪的堆积，导致动脉硬化，同时累及性生活质量，硬化的动脉影响性器官的充血，男性的阴茎硬度和女性的阴道滋润都受到严重影响。这一现象只有通过运动使胆固醇含量下降，动脉通畅程度提高，血液循环加强，使盆腔、性器官的血液量增加，才能帮助性器官的功能正常发挥。

若欲性美满，常做性保健

采取并做好以下几个方面的性保健措施，便能保持美好和谐的性生活。

精神性保健　精神因素是性生活的重要因素之一，有些性功能障碍，如阳痿、早泄、遗精、性冷淡、性高潮障碍等，都与精神因素有关。因此，做好精神性保健，就显得十分重要。精神性保健主要方法是要克服自我畏惧心理，解除各种烦恼及不安，要心神愉快、性趣盎然地投入到性爱之中，让身心共同享受性生活之乐。

饮食保健　饮食保健要摒弃一味补阴壮阳的谬误观点。主要做好科学配制、平衡营养、调和五味、清淡节食，以食补为主。平时要多吃黄绿色蔬菜及豆类、鱼类、禽蛋等食物，不要狂吃暴饮。

卫生保健　平时夫妻都要养成讲究卫生的习惯，减少疾病，保持健康。特别要提醒的是，在夫妻双方性生活前后，一定要清洗一下自己的性器官，不能偷懒一快了之。要知道，这对预防性病和保持性器官的正常功能都有着重要的作用。

药物性保健　药物性保健要以平时的药物滋补调养为主，如防火祛寒、防湿祛炎等。这样就避免了因小疾而影响性爱生活。对于以提高性功能为目的的药物，如市场上形形色色的回春药、壮阳药等，则要慎用，如果因病确需服用，要遵医嘱且适可而止。

夫妻一同洗浴可能影响性功能

专家发现，鸳鸯浴有可能影响性功能。因此专家建议：热水浴后 20 分钟内不宜进行性行为。

美国一间性学研究所发表性学报告指出：性生活能否正常进行，与人体各部位血液供应有很大关系。一个成年人的体内血液量为 5000 ～ 5500毫升，血液平均分布于各个内脏及组织。如果某一个器官工作加重，身体就会临时为其增加供血量。

热水浴中，全身皮肤立即广泛性充血。如果洗澡时，或者洗澡后立即进行性行为，身体需要动用大量血液流向性器官。比如男性性器官勃起时，海绵体内血液需要量要比正常状态多出 20 ～ 25 倍。而此时，大量血液又囤积在皮肤里面，发生调配上的矛盾，就会造成力不从心的现象。

性爱前别吃得太油腻

性爱前摄入过多油腻食物会影响男性勃起状态。因为睾丸激素是非常重要的性刺激因素，能唤起男性性欲，帮助完成勃起。而一顿油腻、不健康的饮食会极大地抑制睾丸激素的分泌。不过，意大利通心粉、烤面包、土豆浓汤等碳水化合物对性生活是有益的，这些食物能迅速补充能量，保持勃起的持久。

性爱前不宜喷太浓的香水

美国性爱研究专家指出，性爱前过于追求清洁和香味是一种异常性心理导致的性洁癖，性洁癖者在性爱过程中会有以下一些表现：在性生活之前，必须洗得干干净净；有的女性会喷洒大量香水，以掩盖自然体味；有的人在接受爱抚后，会用带香味的湿巾擦上几次，或者干脆起床去冲洗一阵；有人在前戏过程中，会临时决定让对方去冲洗身体，把性爱的情绪完全破坏掉；至于性事后立即去洗澡间，里里外外清洗一遍，更是性洁癖者不可缺少的程序。

专家分析指出，性生活前刷刷牙、洗个澡其实并不过分，但有一些人固执地坚持自己"洁净"标准，这样做不仅会使生殖系统的内分泌平衡遭到破坏，严重影响性生活质量，还可能让伴侣出现压抑的情绪，使双方丧失性生活的乐趣。

专家认为，性爱时体味清新的确非常重要，但人体本来就有一些自然的体香，会对异性产生吸引力，太浓的香气反而会破坏气氛。

房事后不要用湿巾清洁

性爱后清洗生殖器对于两性的生殖健康来说，是非常必要的。但有一些人爱犯懒，用消毒湿巾擦拭来代替清洗。

女性外阴部的皮肤、黏膜比较柔嫩，并且阴道里的酸性分泌物有自净作用，pH 值在 4 ~ 5 之间，清洁外阴时如果用碱性强的洗涤用品很容易会破坏阴道的自身保护屏障，使外界的病菌尤其是某些病毒有机可乘。

男性的会阴部是外生殖器和肛门的相接部位，这里皮肤皱褶多、伸缩性大，性生活后必须要清洗接触到的排泄物。清洗男性的会阴部可用刺激较小的香皂或温水擦洗阴茎和阴囊表面，特别要注意洗净阴茎冠状沟，不要让包皮垢在此滞留。

市场上销售的消毒湿巾大致可以分为两类：一类含有护肤的成分，不能消毒，只能做皮肤的润肤保养。这种湿巾显然不能用于生殖器的清洁；另一类是不仅本身被消毒，而且对别的物品也可起到消毒作用的消毒湿巾。但这一类湿巾没有 pH 值的标识，还含有许多化学成分，有强烈的刺激性，并不适合在房事后用来擦拭外生殖器。而对于一些生殖器有损伤或过敏体质的人就更不能在房事后用消毒湿巾来擦拭，一旦交叉感染则防病不成反添新疾。

性生活时，男性的精液和女性的阴道分泌物附着在外生殖器上，尤其是附着在女性会阴处和男性阴囊部位，即潮湿又不透气，会给细菌的生存繁殖提供有利环境。因此，性生活后及时用清水清洗下身，并用干净毛巾擦干，就可以达到防止外生殖器感染，并减少泌尿系统感染的机会。

性爱后别忘"5分钟护理"

很多男女在性生活后，会像长跑或游泳一样感到精疲力竭，甚至还会有头痛、头晕的情况出现，导致这种情况的原因是事后没有及时补充水分。实际上，性生活一次等于跑完一百米，因此，最好在房事后的5分钟内补充水分，也叫"5分钟护理"，然后稍做休息以恢复体力。如果有条件还可以喝杯热牛奶，女性最好喝杯酸性的果汁，能防止泌尿系统的感染。

性生活后马上睡觉不科学

有许多人在性生活上"例行公事"，缺乏情调、过于平淡，以至将性生活变成了就寝的仪式。

睡前的性交之所以会变成"例行公事"，是因为他（她）们有种想法：性交了以后身体一定疲倦，身体一疲倦自然就入睡。事实上，如果性交以后仍在松弛的状态，即还不觉得疲倦就去睡觉的话，再加上因睡眠而发生的松弛，到了第二天早上就会更觉全身酥软而不想起床。所以，为了恢复这种属于一时的神经松弛，男女在性交以后最好互相温存一番，这样神经系统就会很自然地恢复，再加上因性交而满足的疲劳感，自然会很快地带来舒畅的睡眠。

充分睡眠有助性爱

英国伦敦大学研究人员对1.1万名16～44岁男女进行的一项调查显示：有60%的新妈妈因为缺乏睡眠而性欲低下。面对这种情况，研究人员说，性与睡眠绝不是互为消长的对立关系，实际上"性是最好的催眠药"。

脑电波扫描及动物实验都显示，性生活后男性往往睡得更快、更香甜。而对女性而言，性生活中若缺乏足够的前戏和爱抚，她会感到焦虑不安，失眠便接踵而至。

如何让男女双方在性爱过程中得到充分放松、促进睡眠？由于男性达到高潮比女性快，专家建议，男性在性爱中应做足前戏和后戏，充分调动伴侣的激情，一方面可保存体力，另一方面也可缩短女性性爱时间。此外，夫妻的睡姿也有讲究。专家建议，性生活后丈夫可从妻子身后环抱着她入睡，使双方身体充分接触，有利于促进夫妻感情和睡眠质量。还有一些性爱专家建议裸睡，认为这样人体更轻松，以最大限度地消除疲劳。

几个小动作消除性疲劳

专家认为男子在射精后不要马上入睡有两个意义：一是射精后妻子仍需要温柔爱抚；二是可以帮助消除疲劳。即使很有睡意，如能继续看看电视，与爱人聊聊天，或者下床伸展一下腰背、在室内散散步，都有利于迅速消除疲劳。以下的小动作对恢复性事后疲劳也很有帮助：①站直身体，双手扶住某固定物以保持身体平衡，然后，仰头让后背尽量向后弯曲，臀部向后上方挺起，将注意力集中于后颈部和背肌，以自己能感到腰椎、背部有舒畅的抻拉感为宜；②背部挺直，双手伸直，尽量向上举，感觉像在把自己向上拔。

这些小动作能增强脊髓神经的运动功能，促进性事后疲劳感的消除。男性不妨在性爱过后、睡觉之前做，每次做 5 ~ 10 分钟。

性生活后暂缓驾车

有性生活经验的人多有这样的体会：性生活后有不同程度的疲劳感，如眼睛疲劳、眼眶胀痛等，因为性生活使脑细胞出现一时性的疲劳。由脑部发出的 12 对脑神经有 5 对分布于眼睛上，分别主管视力及眼球、眼肌的运动。而眼睛的疲劳又可影响神经系统的正常"工作"，造成头昏脑涨等许多不适。

　　肌肉强直是人类性生活中的一个基本反应。性生活开始时，肌肉的敏感性增强，接着张力增强，最终发展为有规律地反复收缩或有关肌群的剧烈痉挛。腹直肌、臂部肌群、骨盆深部肌肉、呼吸肌群的运动增加最明显，四肢肌肉强直也是不可避免的。这些肌群的运动导致乳酸等代谢产物释放增多，肌肉组织会出现酸痛、麻木等不适。因此性生活后短时间内，四肢肌肉运动、反应能力会有所下降，导致动作迟钝、缓慢。

　　如果驾驶员性生活后立即开车，由于视力疲劳、注意力不集中及反应能力下降等因素，遇到意外或紧急情况时难以及时采取有效措施，容易引发交通事故。有人对 10 次由驾驶员负主要责任的交通事故进行调查，发现其中 4 人是性事后立即开车。

　　一般情况下，性生活后 1 个小时内不宜立即从事高危险性的活动，如汽车驾驶、高空作业等。事实上，性生活后驾车和酒后驾车、疲劳驾车一样，极易造成交通事故。

音乐使性生活更甜蜜

　　美国性心理专家发现，一定的音乐会带来性的诱惑和兴奋，特别是那种情意绵绵的音乐。不过音乐对性活动产生的特殊影响，往往与人的音乐修养有关。一般来说，在性的积欲过程中，人的音乐才能越高，音乐所起的作用就越大。

　　因此，性专家建议夫妻在提高文化素质的同时，不忘提高自己的音乐修养。夫妻可以在性生活时播放一些轻松愉快的爱情音乐，使双方处于一种浪漫、甜蜜、兴奋的心境中，使夫妻的性生活更加和谐、甜蜜。

饮食调配有助性生活

　　和谐美好的性生活对增进身心健康和延缓衰老起着重要的作用。而适当的营养则如同润滑剂和兴奋剂，有助于性生活完成这一功效。在性保健的饮食调配中，应根据不同的生理及身体状况合理安排饮食，保证营养充分供给和及时补充。

蛋白质 在体内可转化成精氨酸，能提高男性精液的质量、增强精子活力，并可消除性生活的疲劳感，对女方可促使处女膜破裂后的创伤早日愈合。

脂肪 可提供机体不能合成的脂肪酸，脂肪中的胆固醇还是合成性激素的重要原料，如果缺乏可导致性功能紊乱。

酶 可激活性细胞的活跃程度，有效防止性欲衰退，酶类广泛存在于动物性食品中。

酵母 是一种鲜为人知的营养素，研究证明，葡萄糖耐量不足是造成性功能减弱的主要原因之一，而酵母中的葡萄糖可与体内胰岛素结合弥补这一不足。

此外，各种无机盐与微量元素也是性保健饮食中不可缺少的营养物质，如钙、锌、铁等。

美食有助完美性爱

莫斯科高级厨师艾伯特透露其厨艺秘方，并称美味菜肴可使一些男子达到性爱最佳状态，对夫妻间的性生活具有妙不可言的作用。

男性：干果放入鱼腹 在艾伯特的特制菜肴中，他采用了外国秘方，其中许多原料都是一些可以刺激性欲的动物生殖器官。除此之外，还有一些蔬菜和水果对于增进男性生殖能力也具有特殊功效。艾伯特提供了一道古罗马时期的滋补美食，200 克干果（干无花果、无核葡萄干）、12 块胡桃仁与俄罗斯酸乳酒或者酸奶酪进行混合搅拌放入冰箱，之后再将这些干果放入鱼腹内，进行烹饪。

女性：冰镇混合甜食 此外，艾伯特还为女性提供了一剂低卡路里食物，使女性有机会主动体验完美性爱。这种特殊食物原料是 300 毫克木莓汁或黑莓汁、一杯酸乳和一撮桂圆肉，将这些食物加糖进行混合，然后放入冰箱进行冰镇。艾伯特称女性吃完这种食物后，会在晚上更加富有激情，夫妻间会有意想不到的性爱快感。

壮阳补阴 7 日餐

星期一

男人：以韭菜为主料做成一种炒菜。例如韭菜炒鸡蛋、韭菜炒肉等，也可以韭菜为主料做成馅，包饺子、包子等。

女人：猪肾 2 个，枸杞子 30 克，将猪肾去筋膜，切片，入枸杞子同煮汤，调味食用。

星期二

男人：以大葱的葱白为主料，做成各种适合自己口味的菜肴。

女人：冬虫夏草 5 ~ 10 枚，雄鸭一只。将雄鸭去毛皮内脏，洗净，放砂锅内，加入冬虫夏草、食盐、姜葱调料少许，加水以小火煨炖，熟烂即可。

星期三

男人：用豆腐、冻豆腐、豆腐皮为主料，选其中的 1 ~ 2 种做成"豆腐菜"，如炒豆腐、炖豆腐、黄豆芽炖豆腐、雪里蕻炖豆腐、麻辣豆腐、五香豆腐等。

女人：肉苁蓉 15 克，水煎去渣取汁，和羊肉、粳米各 100 克加水同煮，肉熟米开汤稠，加葱、姜、盐等。

星期四

男人：晚餐时最好能有一盘花生仁，油炸的、五香的都可以，但要连红皮吃，也可摆一盘核桃仁，用核桃仁罐头也可以。

女人：麻雀 2 只，去毛及内脏，放入菟丝子、枸杞子各 15 克，共煮熟去药，食肉喝汤。

星期五

男人：以虾或紫菜为主料做成熘大虾、青炒大虾等，紫菜可以做成紫菜汤等。这一天还可吃些牡蛎。

女人：枸杞子 30 克，鸽子 1 只，去毛及内脏后放炖锅内加适量水，隔水炖熟，吃肉喝汤。

星期六

男人：以羊肉为主料，做成羊肉汤、涮羊肉、羊肉丸子、羊肉馄饨、羊肉炒土豆丝、香酥羊肉等。

女人：公鸡一只，去内脏，加油和少量盐放锅中炒熟，盛大碗加糯米酒 500 克，隔水蒸熟食用。

星期日

男人：以鳝鱼或鲇鱼为主料，红焖或清蒸均可。鲇鱼还可做成鲇鱼汤。

女人：青虾 250 克，韭菜 100 克，洗净，切段后，先以素油煸炒素虾，烹黄酒、酱油、醋、姜片等调料，再加韭菜煸炒，嫩熟即可食用。

每晚有一种摆上餐桌，坚持不懈。平时还可备一小碟芝麻或芝麻酱作为调味品，男子常吃对补肾也有好处。

败"性"食物知多少

莲子　莲子心有清心泻火的作用，可使男子性欲低下。我国古代医学典籍中也有"寡居女性常饮莲子心茶"的记载，以清心解欲。

冬瓜　富含纤维、烟酸等，有清热解毒、利水消肿、下气消痰之功，常食冬瓜可清心热、降欲火、消除狂躁症状。

竹笋　竹笋含有大量草酸，可影响人体对钙、锌的吸收与利用，缺锌可使性欲下降，性机能减退。

酒精　酒精会让男性性欲减退、阳痿、射精障碍、睾丸萎缩；还可引起女性内分泌紊乱，导致月经不调、过早闭经。

烟草　男子过多吸烟可造成阴茎血液循环不良，影响阴茎勃起，并使精子变态。女子吸烟不仅使卵子受害而致畸变，而且容易发生异位妊娠。

中年男性如何面对性生活

中年男性性能力下降是正常的生理现象，没有必要因此沮丧，增加心理上的负担。只要树立正确的性观念，拥有健康的性心理，中年男性仍然可以享受到性生活带来的快乐。

正确对待生理上的变化　中年男性阴茎勃起后一般不会达到年轻时的硬度，但不用过分担心，只要能进行正常的性生活，满足性生活的需求就属于正常范围。

重质不重量　进入中年后，夫妻性生活的次数会逐渐减少，这时，中年男性不要和年轻时的性交频率相比，更应该看重性生活的质量。可以在性生活上变换一些花样儿，增加房事诱导及事后的爱抚和温存。这样中年夫妻同样可以感受到情感和身体上的满足。

掌握性生活的节奏　中年男性性兴奋的节奏会逐渐降低，达到高潮的时间也会相应延长，这种变化其实是好事，因为这时男性的性生活节奏会与妻子的性兴奋节奏相吻合，使夫妻性生活的感受同步。

要长寿就不要拒绝性爱

长寿老年人除了在生活上具有良好的习惯之外，大多数夫妻性生活和谐，精神愉快。生活上的关怀体贴和精神的安慰支持无疑是长寿的一剂良药。日本在调查离婚时发现，离婚男女比有美满家庭的人平均寿命要短得多。据美国人调查，单身男女和鳏寡孤独者的死亡率是婚姻美满者的2～10倍，丧偶当年而辞世的人也屡见不鲜。

其实，老年性行为并不一定达到射精。性欲可以分为接触欲和胀满缓解欲。接触欲是指男女双方希望接触身体之情，这种欲望是人和高等动物的一种本能，从刚生下的婴儿到老年一直存在。对老年夫妇来说，除精神上的爱慕之情交流之外，另一个重要方面是接触欲，即身体接触、互相爱抚，以及性器官互相刺激等。胀满缓解欲也叫排泄欲，是指在性激素作用下，体内有一种充满东西的胀满感，并有把这些东西排泄出去的愿望，如男性的阴茎勃起和射精，女性性欲冲动时的生殖器充血，以及前庭大腺分泌黏液等。排泄欲是受年龄影响的，老年人可以用拥抱和被拥抱表达感情和接受爱人的感情，共同享受人生的乐趣，从而达到健康长寿之目的。

中老年人防性衰十要点

1. 要相信自己的性机能是正常的强壮的，在精神上立足于不败之地，这对中老年人往往是至关重要的，要增强自信心。

2. 要注意外表的年轻化。老年人打扮得年轻一些，会有个良好的心理状态，身体状态也随之年轻。相反，害怕衰老，常自叹"老了"，在精神上做了衰老的"俘虏"，则会更快跌入"身心俱衰"的状态。

3. 经常运动，特别是慢跑或步行，着重锻炼下半身。性机能兴衰的"关键"在腰骶部。

4. 饮食方面注意营养，可适当摄入海产品。如牡蛎富含"锌"元素，对于维持性功能有益。

5. 要富有事业心，保持对周围事物的足够兴趣，有些人向往退休后的安逸生活，满足于儿孙满堂、衣来伸手、饭来张口。失去进取心的人会加速性机能老化。

6. 在感情专一的爱老伴的前提下，要持有欣赏异性之美的兴趣，这样利于刺激性腺分泌激素，保持良好的性功能。

7. 生活中要保持幽默感。幽默和诙谐是保持青春不老的最大秘诀。

8. 性格开朗，不为身边琐碎小事而烦恼、焦虑，因为精神压力过大会诱发阳痿。

9. 戒烟、酒、赌博，保持充足睡眠。

10. 在医生的指导下，科学地补充维生素 E，有利于延缓身体衰老与性衰老。

老年人性爱最佳体位

老年人要根据身体的健康状况和年龄增长选用对双方更为有利的性爱体位，特别是能保护有病或体弱一方的体位，这样才能安全、快乐地享受老年夫妻生活。

男上式 是最普遍采用的体位，适合体弱或有病的老年女性。

女上式 适合男性有病者而女方身体健康，或女方不易达到性高潮者，或男方勃起不坚挺、早泄者。

侧位 适合男女双方均不宜用力者，其中可以平行左侧或右侧。肥胖者可采用对侧仰卧、双腿交叉，达到性器官接触完全并省力。

其他 后进式、坐位、站位（或双方均站立，或一方仰卧、一方站立），可达到增强性乐趣的目的。

老年人适当过性生活益健康

由于身体素质、健康状况、文化水平不同，老年人存在着性能力、性兴趣和性观念的差异。有些老年人本来身体很好还想过性生活，但又认为性生活是为了繁衍后代，年轻时已完成了性活动的任务，现在儿女成群，应该退出性活动，实行性欲的"自我淘汰"；还有些老年人认为禁欲能延年益寿；有些丧偶或配偶有病的老年人也会失去性活动的机会；一部分体弱多病的老年人，虽然健康状况不佳，但也不会失去性欲望、性兴趣和性能力。性活动力不从心时，可以采取自慰的方式作为性生活的补充，这种方式能让老年人保持性活力，维持性功能，释放性紧张，延缓性器官和性心理的衰老。

需要提醒的是，除了老年男性之外，老年女性也可以采用自慰的方式来满足性需求。老年女性无性活动会产生阴道的"失用性萎缩"，阴道干燥，黏膜老化，失去阴道扩张能力，适当自慰能够维持阴道的收缩能力。

性问题可能预示疾病

《柳叶刀》医学杂志撰文称，出现男性勃起功能障碍（ED）可能是一些严重病症的信号，忽视性功能问题意味着错失早期发现和治疗心脏病、抑郁症等疾病的机会。

哥伦比亚性医学中心的博士说："性是医学的合理组成部分，但人们却在很大程度上将其分离开来。"纽约大学医学中心性健康专家说："如果男性出现 ED，可能只是其健康危险的冰山一角。"

在一项由 132 名动过心脏手术的男性参与的研究中，有近一半的参与者有 ED 史，其中近 60% 的人是在实施心脏手术前被诊断患 ED 的。同时，研究人员认为，早期糖尿病的第一个征兆可能就是 ED。如果能尽可能早发现问题会比较容易治疗。

相对于男性而言，女性的性生活状况在暗示健康危险方面的表现并不明显。但性欲低下的女性患潜在抑郁症的比例最高可达 26%。如果将其他征兆考虑在内，女性的性异常可能与激素水平、肾衰竭、糖尿病或其他慢性病有关。同时，阴道干燥是糖尿病妇女的常见并发症。性激素水平低下也可引起阴道干燥，由此而引起性交疼痛。出现阴道干燥症后，应及时就诊，确定病因。

有些"性病"要查神经

性病疑病症是一种自身强迫性神经官能症。其特征为患者深信自己患有或害怕患有一种或多种性传播疾病，尽管自己机体完全没事。

性病疑病症按产生原因可分为三种类型：

"对号入座"型　即对性病的病因、传播途径、临床表现及其危害性等一知半解或道听途说，把自己身体平时出现的不舒服，尤其是生殖器的不适认作性病而求医。

"心理阴影"型　即曾经有过婚外或不洁性交史，但是经过了正规治疗结束后的一段时间内生殖器仍有不适，虽经检查证实性病治愈，但仍不断更换医生，以至长期用药，导致药物的副作用及并发症出现。

"性格障碍"型　此类患者大多害羞、被动、敏感、多疑、固执等，怀疑医生的医术或化验设备差、检查结果有误等。又对身体较微变化和不适甚至正常的生理现象特别注意，并与性病症状挂钩。

性病疑病症的治疗应接受心理治疗，患者应该对泌尿生殖系统的疾病做一个真正的了解，并接受正规检查及医学咨询。

服用"伟哥"四大副作用

美国食品和药物管理局提出警告:"伟哥"也存在副作用。

勃起不利 有尿道炎的男子服用后能长时间勃起不倒,结果将伤及阴部肌肉组织,甚至加重阳痿。如果勃起超过4小时就必须马上就医。

头痛 临床试验中发现,每10名病人中就有1名罹患剧烈头痛,且服用剂量越大,头痛越剧烈。

眼花 约有3%的服药者可发生短暂的视力模糊,有的还会出现看见蓝光的幻觉。

头晕 有可能造成血压骤降,如果同时服用硝酸甘油等药物,会立即产生头昏甚至晕倒症状。

有些药物可能让女性"扫性"

口服避孕药 口服避孕药会引起性欲低下、性唤起困难或性高潮抑制,如孕酮类药物具有减少阴道分泌物、降低性欲等作用。

某些抗生素 有些药物由于促进了避孕药在体内的代谢,可能会导致性欲低下等问题。如氨苄西林、利福平、灰黄霉素等,以及抗癫痫药及抗凝血药等。

某些降压药 如哌唑嗪可通过扩张外周血管而降低血压,它能使15%的女性发生性欲抑制。

食欲抑制剂 食欲抑制剂能使泌乳素水平增高,从而抑制女性性功能。

某些中药 长期服用一些中药也会对性功能造成影响,以及有些泻"肾火"的药亦可能使女性"扫性"。

分娩及妇科手术后应禁房事多长时间

流产分娩　孕早期（妊娠前12周）流产后（含人工流产）应禁房事1个月；孕中期（妊娠13～28周）流产（含人工流产）后应禁房事一个半月；分娩后应禁房事2个月。

诊断性刮宫术　因患不育症、月经失调或怀疑子宫内腺癌需刮取子宫内膜做病理切片的手术，叫作诊断性刮宫术（简称诊刮术）。诊刮术后子宫内膜的修复需7～10天，因此，术后2周内应禁房事。

附件手术　卵巢和输卵管统称为"子宫附件"，简称"附件"。如患有输卵管妊娠等需做输卵管切除术时，由于盆腔内创面的修复需3个月，故术后3个月内应禁房事。

有些病人需"忍性割爱"

性生活对人体能量的消耗较大，对有些病人而言，更应该有所节制。

心脏病患者　性交时心跳加快，心肌耗氧量增加，心脏负担加重，各类心脏病患者都应节制性生活。

重度高血压患者　若病人的收缩压大于195毫米汞柱，舒张压大于120毫米汞柱，并伴有头痛头晕症状，忌过性生活。

慢性支气管炎患者　此病患者多数合并肺气肿和肺心病，抗病能力差。若性生活太频，会使症状加重，甚至诱发心力衰竭。

患有大病者　如急性肾炎、肝炎、病毒性心肌炎、大出血、肺炎、流行性出血热病人，在患病期及恢复期，均应避免性生活。

生殖器疾病患者　患有生殖及泌尿系统炎症的病人，也要等治愈之后再恢复性生活。性病患者、淋病、梅毒等性传播疾病患者在彻底治愈之前，应绝对禁止性生活。

前列腺增生者宜早晨过性生活

前列腺增生是一种生理变化，一般在 50 岁以后才逐渐出现症状，主要表现为尿频和排尿困难。有些患者担心，性生活会加重增生的前列腺充血，使前列腺平滑肌收缩，导致排尿更困难。其实，在进入高潮时，前列腺虽然有短时充血，但阴茎很快会因射精而疲软，血管也迅速得以舒张，充血也就顺势消退了。因此，身体条件许可、性功能又好的老年人过性生活基本没有问题。但有些患者前列腺增生较为严重，平时就排尿困难，且常发生尿潴留，就要谨慎行房了。

一般而言，清晨是前列腺增生患者过性生活的有利时机。经过了一夜的休息，体力恢复得不错，雄性激素分泌也较高，加上此时心情平静、肌肉松弛，排尿后尿道也无压迫，十分适宜性爱。但房事前最好先排尿。也可用 40℃左右的热水坐浴 20 分钟，温热刺激有利于局部血液循环，还有助于勃起。

绝对禁欲对前列腺增生患者有一定伤害。正常男性若长期压抑性欲，同样可使增生的前列腺充血和交感神经兴奋，加重排尿梗阻症状和尿路刺激症状。而良好的性生活能加深夫妻间的感情，对身心有一定益处。

嗅觉影响性欲

现代医学发现，在性功能减退或不育症患者中，有些人存在着程度不同的嗅觉功能障碍。科学研究证明，气味能影响人的行为，人身上的一些物质能作为社交时激起性欲的刺激物或催化剂。雄甾酮就是一个典型的例子，这种物质能在男人排出的汗水及尿液中找到。然而，有些女性嗅不到这种气味，有的即使能嗅到，也觉得这种气味恶心，从而影响性欲的激发。在自然界里，许多雄、雌性动物就是通过灵敏的嗅觉来"牵线搭桥"的。研究证实，嗅觉与性功能一样，都是受体内性激素的影响。有学者发现，8岁前的孩子对气味的辨别并无多大性别差异。然而，8～10 岁的女孩子嗅觉却变得格外灵敏，而且随着卵巢分泌功能的增强而更加显著。有趣的是，青春期后男女在嗅觉功能上的差异又逐渐缩小。目前，有些专家已经把嗅觉测试作为性腺功能检查的一项内容，通过嗅觉定性及容量试验来测定患者的性功能状况，并进行针对性治疗。

值得注意的是，有一种遗传性疾病叫嗅觉生殖腺发育异常综合征，男性表现为小阴茎、隐睾丸，女性则为阴唇、乳房发育不良。该病若能在青春期前发现，可通过排卵或精子发生的诱导治疗，健全和完善患者的嗅觉功能，从而促进其生育能力提高。

早晨勃起与健康相关

正常男子的阴茎，除了在性刺激和某种外界刺激时会勃起外，通常处于松弛状态。但是有时内脏器官的反射作用也会导致阴茎勃起。最明显的是早晨睡醒时常会出现阴茎勃起，这是一种反射性勃起。

据俄罗斯学者的研究资料，男子在 20 ～ 30 岁时，清晨勃起次数增多，中年以后逐渐减少。一位法国医生研究发现男子在患病期间，清晨阴茎勃起的现象会消失，当身体康复后，清晨阴茎勃起的现象又重新出现。于是他提出，清晨阴茎勃起现象可以作为观察男子精力和健康状况的参考指标之一。

清晨阴茎勃起是男子一种正常的生理反应，但每个男子存在个体差异，千万不能只凭这一点来判断男子性功能的好坏，心理上的不安与负性暗示会导致生理上的不健全。

安全套防性病不能"万无一失"

从医学观点来看，临床常见的性病有淋病、梅毒、非淋菌性尿道炎、软下疳、性病性淋巴肉芽肿、生殖器疱疹、尖锐湿疣等。

在性活动中，病毒也可能通过性器官接触，如阴囊接触女方会阴、肛门一带的病损处而感染，即便使用安全套，它也不能完全覆盖所有病损的部位，因此，其他部位的溃疡也会造成传播，何况还有肉眼看不到的水疱等病灶，也可能把病毒传给性伴侣。

有文献报道，安全套不能完全胜任预防性病感染的使命。

使用安全套注意两点

1. 安全套虽然既能避孕又能防病，但严谨地来说，就算是质量最好的安全套也不可能达到百分之百的防病效果。如果与艾滋病患者发生了性接触，即使使用了安全套，其被传染的可能性也不能低估。医生提醒，阻断性病最有效的办法就是洁身自爱，杜绝婚外性行为。

2. 有时候安全套选择不当亦会带来麻烦。比如，市面上有一种"激情型"安全套，其外侧满布凸起颗粒，以增加性生活的快感。在性交时，它会加剧女性阴道充血，还容易在摩擦过程中导致女性内、外阴部皮肤黏膜产生微小损伤，一旦受到致病菌的污染，感染性病的危险性会大大增加。

性生活中的十"不要"

不要在一方无欲的情况下性交　合理、和谐的性生活，应在双方有要求的情况下进行。如一方有要求时而对方无欲则不宜，夫妻双方应相互体谅，让性生活为彼此身心健康带来裨益。

不要疲劳性交　性生活会消耗一定体力和精力。精神或身体疲惫时过性生活往往达不到高潮，收不到满意效果，还会损害健康。

不要心情不快勉强从事　有的夫妻在一方情绪不佳时勉强过性生活，不仅得不到性生活的和谐，还会使情绪不佳的一方产生反感。如反复发生，会导致女方的性冷淡或男方的阳痿。

不要酒后性交　一些人习惯酒后房事，有人甚至认为酒后过性生活会"提高质量"。其实，酒后尤其是大量饮用烈性酒后，反而会导致男方阴茎勃起不坚或早泄，妨碍性生活和谐，而且酒后受孕会危及胎儿。

不要男尊女卑思想作祟　在性生活中，男方为所欲为，不仅会破坏夫妻感情，还会使女方逐渐产生厌恶感，最终导致性冷淡。

不要匆忙而就　有的人不懂得女性生理的特殊性，不做好准备工作就急于性交，或因时间仓促匆忙而就。这些做法不能使女方达到性高潮，会导致其对性生活失去兴趣。这也是女性产生性冷淡的主要原因。

不要饱食或饥饿时性交　因饱食使胃肠道充盈并充血，大脑及全身其他器官的血液相对供应不足，故不宜在刚刚吃完饭后就过性生活。相反，饥肠辘辘，人的体力下降，精力不充沛，此时过性生活，往往也不易达到满意的效果。

不要精神过度紧张或羞怯　这种情况多见于新婚夫妇。由于精神极度紧张或过于羞怯，易引起男方早泄或女方性交时疼痛，影响性快感。要尽量保持轻松、愉快的心情，女方也不必为此感到羞怯，应从容大方、积极主动地与丈夫密切配合，才会使性生活过得和谐、美满。

不要"五更色"　"五更色"是指黎明前过性生活。因为双方都得不到休息，使机体平衡失调，降低抵抗力。同时也会因过度疲劳而影响工作和学习效率。

不要在脏乱不堪的环境里过性生活　这种环境会影响男女双方的精神状态，降低性生活的质量。不卫生的环境还易损害健康。